临床护理技术与护理管理

何小霞　郭玉丽　陈桂兰
刘美兰　张冬梅　黄秋红　主编

上海科学技术文献出版社
Shanghai Scientific and Technological Literature Press

图书在版编目(CIP)数据

临床护理技术与护理管理 / 何小霞等主编. -- 上海 : 上海科学技术文献出版社, 2024. -- ISBN 978-7-5439-9272-6

Ⅰ. R47

中国国家版本馆 CIP 数据核字第 2024PZ8808 号

责任编辑:付婷婷

封面设计:崔爱红

临床护理技术与护理管理

LINCHUANG HULI JISHU YU HULI GUANLI

何小霞　郭玉丽　陈桂兰　刘美兰　张冬梅　黄秋红　主编

出版发行: 上海科学技术文献出版社

地　　址: 上海市淮海中路 1329 号 4 楼

邮政编码: 200031

经　　销: 全国新华书店

印　　刷: 北京中汇数字印刷有限公司

开　　本: 787mm×1092mm　1/16

印　　张: 7.875

字　　数: 196 000

版　　次: 2024 年 11 月第 1 版　2024 年 11 月第 1 次印刷

书　　号: ISBN 978-7-5439-9272-6

定　　价: 98.00 元

http://www.sstlp.com

《临床护理技术与护理管理》
编 委 会

主　编　何小霞　郭玉丽　陈桂兰　刘美兰
张冬梅　黄秋红

副主编　陈　燕　李　媛　李景秋　屠玉红
关水仙　刘春月　张　慧　韩俊丽
张英川　赖玉琴　马晓彦　刘旺蝶
麻洪莲　郑叶平

编　委　（以姓氏笔画为序）
马晓彦　宁夏医科大学总医院
王　琼　重庆市精神卫生中心
刘旺蝶　广东省中西医结合医院
刘春月　北京市第六医院
刘美兰　广州医科大学附属第三医院
关水仙　阳西总医院中医医院
孙　燕　天津市海河医院
李　悦　绵竹市人民医院
李　媛　电子科技大学医学院附属绵阳医院·绵阳市中心医院
李景秋　广东祈福医院
何小霞　广州医科大学附属第三医院
张　慧　青海省妇女儿童医院
张冬梅　山东第一医科大学附属肥城医院（肥城市人民医院）
张英川　山西省平遥县人民医院
陈　燕　江苏省徐州市妇幼保健院
陈桂兰　贵州医科大学附属医院
郑叶平　嘉兴大学附属第二医院
秦济霞　海口市人民医院
顾霞华　嘉兴大学附属第二医院
郭玉丽　山西白求恩医院（山西医科大学第三医院）
黄秋红　广西医科大学第二附属医院
麻洪莲　永嘉县中医医院
屠玉红　苏州大学附属第一医院
韩俊丽　邹平市魏桥镇卫生院
赖玉琴　阳西总医院人民医院
熊丽蓉　秀山土家族苗族自治县人民医院

前　言

护理学是以维护和促进健康、减轻病痛、提高生命质量为目的，运用专业知识和技术为患者提供健康服务的一门科学。随着医院和社会的需求变化，护理新理念、新知识、新技术层出不穷，从以疾病为中心的护理阶段，到以患者为中心的护理阶段，再发展到以人的健康为中心的护理阶段，临床护理与护理管理逐渐形成了科学的知识理论体系，许多护理新理论和新技术不断涌现并广泛应用于临床，有效地减轻了患者负担、改善了患者病情。这就要求护理工作人员具备更高的人文素质、实践技能、整体护理知识和社会知识。

随着现代化科学技术应用于临床护理，促使临床护理向微细、快速、精细和高效能发展，加速了临床护理的现代化进程。护理岗位的知识技术含量大大增加，如各种电子监护仪的使用、ICU 的发展，使护理技术向微细、精确的方向发展。为了培养更多高素质护理专业人员，延伸护理服务内涵，为患者提供高质量、高水平的护理服务，特编写本书。

本书是编者根据多年的临床经验及专业特长，在收集大量资料基础上进行编写的，本书重点论述了护理技术及护理管理，具体包括护理管理的基本理论与概念、护理质量管理、临床各科护理常规和各科疾病的概念、临床表现、辅助检查、护理措施、健康教育等，科学性与实用性强，在贴近临床护理工作实际的同时，又紧密结合了国家医疗卫生事业的最新进展和护理学的发展趋势，可以帮助广大护理人员在短时间内掌握护理基础理论、护理技术操作及护理管理知识，提高护士在临床护理工作中解决实际问题的能力，更好的帮助、服务于患者。

随着医疗技术的发展，护理学知识日新月异，加之作者水平和经验有限，故书中如有疏漏或不足之处，恳请广大读者及医务工作者批评指正，以期再版时予以改进、提高，使之逐步完善。

编　者

2024 年 4 月

目　录

第一章　护理管理

人类的管理活动源远流长，但是管理成为一门学科则是20世纪初期的事情。护理管理学是管理科学在护理管理事业中的具体应用，通过对管理的含义、内容、方式及管理活动规律的系统研究，实现对医院护理工作的有效管理。合格的护理管理者必须掌握护理管理的科学规律，了解当今国际先进的管理理论和方法，提高管理能力和水平，在管理实践中不断探索和创新，在此基础上建立和完善适合我国医院工作实际的护理管理理论和方法。

第一节　护理管理的基本概念

一、管理与管理学

(一)管理与管理学的概念

管理是管理者通过计划、组织、人事、领导、控制等各项职能工作，合理有效利用和协调组织管理所拥有的资源要素，与被管理者共同实现组织目标的过程。要准确理解这一概念，需要明确以下几点：管理的对象是组织管理者所拥有的资源，包括人、财、物、信息、空间和时间6个方面。其中人是管理的主要对象，人际管理是管理的核心问题；由于时间具有不可逆性，所以时间是管理过程中最稀有、最特殊的资源；管理要解决的基本矛盾是有限的资源与相互竞争的多种目标之间的矛盾；管理是为实现组织管理目标服务的，是一个有意识、有目的的行为过程。

管理学是研究管理活动基本规律与方法的综合性应用学科。管理学发展至今，已经形成一个庞大的管理学体系，几乎每个领域都已经形成了专门的管理学，如为医院护理管理服务的护理管理学即是其中之一。

(二)管理的对象

管理对象是指管理过程中管理者所作用的对象，是管理的客体。管理对象包括组织中的所有资源，其中人是组织中最重要的管理资源。

(1)人力资源：人是组织中最重要的资源，如何使人的主动性、积极性、创造性得以充分发挥，提高组织劳动生产率，是管理者面临的管理挑战。

(2)财力资源：在市场经济中，财力资源既是各种资源的价值体现，又是具有一定独立性和运动规律的特殊资源。财力资源管理目标就是通过管理者对组织财力资源的科学合理管理，做到以财生财，用有效的财力资源为组织创造更大的社会效益和经济效益。

(3)物力资源:物是人们从事社会实践活动的基础,所有组织的生存和发展都离不开物质基础。在进行组织物力管理时,管理者要遵循事物发展的客观规律,根据组织管理目标和实际情况,对各种物力资源进行最优配置和最佳的组合利用,做到物尽其用。

(4)信息资源:信息是物质属性和关系的特征,是医院护理管理中不可缺少的构成要素。随着信息社会的到来,广泛地收集信息、快速准确地处理传递信息、有效利用信息为管理活动服务已成为护理信息管理的重要内容。管理者应保持对信息的敏感性和具有对信息迅速做出反应的能力,并通过信息管理提高管理的有效性。

(5)时间资源:时间是运动着的物质的存在形式,物质与时间、空间与时间都是客观存在且密不可分的,管理者要善于管理和安排时间,做到在最短的时间内完成更多的事情,创造出更多的财富。

(三)管理的方法

(1)行政方法:行政方法是指在一定的组织内部,以组织的行政权力为依据,运用行政手段,按照行政隶属关系来执行管理职能,实施管理的一种方法。行政方法的特点:有一定的强制性;具有明确的范围,只能在行政权力所能管辖的范围内起到作用;不平等性。

(2)经济方法:经济方法是指以人们的物质利益需要为基础,按照客观经济规律的要求,运用各种物质利益手段来执行管理职能,实现管理目标的方法。经济方法具有利益性、交换性、关联性的特点。

(3)教育方法:教育是按照一定的目的、要求对受教育者从德、智、体诸多方面施加影响,使受教育者改变行为的一种有计划的活动。教育方法的特点:教育是一个缓慢的过程、教育是一个互动的过程、教育形式具有多样性。

(4)数量分析方法:数量分析方法是建立在现代系统论、信息论、控制论等科学基础上的一系列数量分析、决策方法。数量分析方法的特点:模型化、客观性强。

(四)管理者的角色

(1)人际角色:包括代表人的角色,是象征性的首脑,必须履行法律性或社交性的例行义务;领导者的角色,负责激励和指导下属;联络者的角色,与外部能够提供好处和信息的人保持接触和联系网络。

(2)信息传递角色:包括监控者、传播者、发言人的角色,所有管理者在某种程度上都要从其他组织或机构接受或收集一些信息,这种活动最典型的是通过阅读杂志和与别人交谈来了解公众需求的变化、竞争者可能在做什么计划等,这是监控者角色;管理者也会像导体一样向组织成员传送信息,这是信息发送者的角色;当管理者代表组织与外界交往时,扮演的是发言人的角色。

(3)决策角色:在企业家角色中,管理者激发并监督能改善组织绩效的新项目;作为混乱处理者,管理者对事先未预测到的问题采取正确的行动;作为资源分配者,管理者负责分配人力、物力和财力资源;作为谈判者,他们与其他部门协商和谈判,为自己的部门争取好处。

(五)管理的职能

管理的职能,也就是管理的作用或功能,包括计划、组织、领导、人力资源管理、控制 5 个方面。

(1)计划:计划是为实现组织的管理目标而对未来行动方案做出选择和安排的工作过程,具体就是确定做什么、为什么做、什么人去做、什么时间做、在什么地点去做和怎样去做,好的计划可以促进和保证管理人员在工作中开展有效的管理,有助于将预期目标变成现实。

(2)组织:组织职能的主要内容包括组织的结构设计、人员配备、医院护理管理的规划与变动、医院护理管理授权等。组织是分配和安排医院护理管理成员之间的工作、权力和资源,以实现医院护理管理目标的过程。组织职能使医院护理管理当中的各种关系结构化,从而保证计划得以实行。

(3)领导:领导是指导和督促组织成员去完成任务的一项管理职能,护理管理的领导职能就是管理者带领和指挥护理人员同心协力实现组织目标的过程,领导工作成功的关键在于创造和保持一个良好的工作环境,激励下属努力工作,提高组织工作效率。

(4)人力资源管理:人力资源管理职能是指管理者根据组织管理内部的人力资源供求状况所进行的人员选择、使用、评价、培训的活动过程,目的是保证组织任务的顺利完成。

(5)控制:控制是为实现组织目标,管理者对被管理者的行为活动进行的规范、监督、调整等管理的过程。控制职能与计划职能密不可分,计划是控制的前提,它为控制提供了目标和标准;控制是实现计划的手段,没有控制,计划就不能顺利实现。

二、护理管理

(一)护理管理的概念

世界卫生组织医院和护理管理专家委员会认为:护理管理是为提高人类健康水平,系统地发挥护士的潜在能力及有关人员或设备、环境及社会活动作用的过程。

美国护理专家吉利斯认为,护理管理若能具备规划、组织、领导、控制的能力,对人力、财力、物力、时间能做最经济有效的运用,就能达到最高效率,并收到最大效果。

护理管理是以提高护理质量和工作效率为主要目的的活动过程。管理中要对护理工作的诸多要素进行科学的计划、组织、领导、控制、协调,以便使护理系统实现最优运转,为服务对象提供最优的护理服务。护理管理学是管理科学在护理管理工作中的具体应用,是在结合护理工作特点的基础上,研究医院护理管理活动的基本规律和方法的一门学科,已经为越来越多的专家、学者和管理人员所接受,对医院护理管理实践具有积极的指导作用。

(二)护理管理者的角色

大多数医院的护理管理体制包括护理部主任、总护士长、护士长三级管理或总护士长、护士长两级管理体制。护士长是医院护理管理最基层的管理者,是病房或护理单元工作的具体护理管理者,在医院护理管理中扮演重要角色。

(1)联络者:护士长在工作中需要不断地与护理人员、上级护理管理者、医师、其他医技人员等进行沟通,以保证创造一个良好的工作场所和利于患者治疗康复的环境。

(2)代表者:在处理行政、业务工作中,护士长代表病房参加各种会议,接待来访者等。

(3)监督者:护士长有责任对病房的各项护理活动与资料进行监督,促进各项护理活动顺利进行。

(4)传达和宣传者:护士长要主持各种会议,将上级的文件、指令、命令和政策精神等传达给护理人员，宣传有关的方针、规定及有关护理知识等。

(5)护、患代言人：护士长应维护护理人员群体利益，代表护理人员与其他医务人员协商业务工作，与行政后勤部门协商保护护理人员的权益。护士长还须代表患者反映其要求，与相关人员联络沟通，以解决患者的问题，满足他们的健康需求。

(6)计划者：护士长要规划病房护理业务工作，制订月度、季度、年度工作计划，提出工作改进方案，促进护理质量的提高。

(7)冲突处理者：护士长有责任协调病房人员之间的冲突和矛盾，通过双方协商、劝告、解释说明等管理手段，使双方相互理解，求同存异，维持部门工作的团结和谐。

(8)资源调配者：护士长负责病房资源的合理分配和有效利用，包括合理有效的护理人力资源组合，保证各班次的护理人力能够满足病房护理工作需要，对科室医疗仪器、设备、办公用品等消耗性物质的计划、申请、领取、保管、维修和报废，保证临床医疗护理工作的正常运转。

(9)协商谈判者：护士长的管理工作需要与有关部门人员进行正式、非正式的协商和谈判。如向上级申请调整护理人员，增添医疗仪器、设备等。

(10)教育者：病房是患者健康教育最直接的场所，护士长有责任对自己本单元的护理人员进行教育，不断提高护理人员的素质，是护理人员、进修护士、护士学生在护理业务技术方面的指导者和教育者；同时要安排科室护理人员开展患者健康教育项目，对患者及家属进行护理指导、健康教育。

(11)变革者：护士长是医院临床第一线的管理者，有着丰富的基层护理管理经验，最能发现护理管理上的问题，对病房护理管理有一定的权威性。护士长在病房护理的服务模式上有较大的自主权，可以大胆变革、创新，以提高护理服务质量。

第二节　护理管理的相关理论

一、古典管理理论

(一)泰勒的科学管理理论

美国的弗雷德里可·泰勒是科学管理学派的奠基人。在产业革命以后，改进工厂的管理、提高效率、解决劳资双方的矛盾是管理学家迫切需要解决的问题。泰勒在科学管理理论上的主要贡献是：有关工作定额方面的时间与动作研究；有关工作能力与工作相适应的人员合理适用研究；有关提高工作效率的工具标准化研究；有关劳资方面的工资制度的研究；有关组织方面的计划与执行部门、职能部门的研究。

泰勒虽然运用时间研究以及根据科学的方法对工作进行甄选、训练及培养，使得工作成果增加，但是他的管理过程过分强调工作场所及方法，而忽略了组织整体。同时，也由于他高估薪酬对工人的重要性，而忽略了组织中社会满足的重要，因此引起劳工组织激烈的反对，因为他们认为，泰勒的科学管理方法使工人有如机器般工作，奖金又迫使工人必须保持高水准的绩效，而生产力增加的成果对业主的利益大于雇工。不过，无论其缺点如何，不可否认科学管理是管理工作科学化、系统化的开端，是管理理论发展史上重要的里程碑。科学管理理论在护理管理中的应用包括以下 6 个方面：①以科学的研究方法对各项护理业务的改进进行探讨。②各阶层的护理管理者有其特定的职责，各班护理人员也有固定的角色与功能，护士长负责护理单元业务的统筹、规划、控制等事宜。③进行护理人员的甄选、分配、训练和再教育。④部分护理工作标准化。⑤护理管理人员的管理、领导能力训练。⑥建立奖励制度和绩效考核制度。

(二)法约尔的管理过程理论

与科学管理理论并肩而行的另一管理理论是管理过程理论。它不同于科学管理学派的标准化、制度化，而是探讨如何使管理过程合理有效等问题，法约尔是此学派中的代表人物。

法约尔在《工业管理与一般管理》一书中指出，管理过程可分为规划、组织、指挥、协调及控制等 5 项功能，并提出如下 14 项管理原则：①合理的分工。②权责的对应。③严明的纪律。④统一指挥。⑤目标与计划一致。⑥集体利益重于个人利益。⑦公平合理的奖酬原则。⑧权力应予以集中。⑨良好的等级系统状态。⑩良好的工作秩序。⑪对雇员一视同仁。⑫人员的相对稳定。⑬鼓励和发展下属。⑭养成团体意识与合作精神。

法约尔对管理过程的职能划分，为近代管理学科的研究提供了理论框架，也为现代管理科学理论体系的形成奠定了牢固的基础。其一般性管理理论的提出，扩展了管理理论的领域，为社会各种组织的管理活动提供了科学依据。

管理过程理论在护理管理中的应用：①强调护理管理者必须负责本单位内各项工作的规划、组织、领导、协调与控制等事宜。②有正式的护理管理组织，每一阶层有其职责，每一员工有一主管，每人的权利与责任对等，并将工作进行分工，护理部主任是最高的护理主管，各单位都朝护理部的目标努力。③护理部及各单位都设有奖惩方法，强调奖罚分明，并设有留任措施，以减少护理人员的流动。④护理工作是团队的工作，所以强调团队的合作。⑤有一套固定的员工薪资办法，使员工的薪资公平化。⑥通过制定护理技术手册，使护理技术一致化，并成为正式的工作说明单。

(三)韦伯的行政组织理论

韦伯在古典管理组织上的最大贡献是在他的代表作《社会组织与经济组织理论》一书中提出的“理想的行政组织模式”理论，该模式具有以下特点：①明确的组织分工，即每一职位都应有明确规定的权利和义务。②自上而下的等级体系，即权职应按照等级原则建立指挥系统。③合理任用人员，即任用人员完全要通过职务的要求，经过考核和教育训练来执行。④建立职业性的管理人员制度，即管理人员应有固定的薪金和明文规定的升迁制度，并作为一种职业人员去对待。⑤建立严格的、不受各种因素影响的规则和纪律。⑥建立理性的行动准则，即人与人之间的关系只有职位的区别，不应受个人情感的影响，人与人之间应具有一种不偏不倚的态度。

二、行为科学理论

(一)福莱特的管理理论

福莱特是美国管理学家，其观点主要集中在她的《新国家》《创造性的经验》等著作中，其内容可归纳为四点：①通过利益的结合去减少冲突。②变服从个人权力为遵循形式规律。③通过协作和控制去达到目标。④领导应以领导的拥护者的相互影响为基础。

（二）孟斯特伯格的工业心理学理论

孟斯特伯格是德国人，他在管理方面的最大贡献是首先把心理学知识与测试方法应用于工商管理实践中，他批评过去的管理者只注重人的体力与技能，却忽视了人的智力与心理状态，这实质上是一个严重的错误，他认为人员选用的同时就应该考虑到“职业要求”和“个人心智”，并用相应的测验方法加以确定。他在《心理学与工业效率》一书中，明确指出了实践心理学应系统地应用在人员的选用上，其目的是要发现：①如何使每个人的心理特征适合于他的工作。②什么样的心理状态下能使每个人达到最高效率。③什么方法的刺激才能诱导人们去达到最满意的产量和最高的效率。

（三）梅奥的人际关系理论

梅奥在他所著的《工业文明的人类问题》一书中提出了“人际关系的思想”，主要内容可归纳为以下 4 个方面：①以前的管理把人视为“经纪人”，认为金钱是刺激积极性的唯一动力，而霍桑试验证明人是“社会人”，是受社会和心理因素影响的。②以前的管理认为生产效率主要受工作方法和条件的限制，而霍桑试验证明生产的效率主要取决于工人的积极性、职工的家庭和社会生活及组织内部人与人之间的关系。③以前的管理只注重管理组织机构、职能划分及规章制度的建立，而霍桑试验发现除了正式的团体和组织外，职工中还存在各种非正式的小团体，并且这种无形的组织有它的情感影响力，能左右其成员的行为活动。④以前的管理只强调管理的强制作用，而霍桑试验发现新型有效的领导，应该是提高职工的满足感、善于倾听和沟通工人的意见，使人们的情感和需要发生转变。

（四）马斯洛的人类需要层次理论

马斯洛提出人有 5 种需要，是依次要求、依次满足、递级上升的 5 个层次，这 5 种需要是：①生理的需要。②安全的需要。③社会交往（爱和所属）的需要。④自尊和受人尊重的需要。⑤自我实现的需要。当需要未被满足时，就可以成为激励的起点。马斯洛的人类需要层次论为研究人类行为的产生和发展规律奠定了基础，在国内外管理中得到了广泛的应用。

（五）路因的人类行为领域

路因主张一个员工的行为受到员工的性格、工作群体的结构以及工作场所的工作气氛三者互动的影响。其主要观点如下：①群体是一种非正式组织，是处于相对平衡状态的一种“力场”，群体行为就是各种相互影响的力的结合，这些“力”也修正个人行为。②群体形成有从属的目标。③群体的内聚力，即群体对每一成员的吸引程度。他可用每个成员对群体的忠诚、责任感、对外来攻击的防御、友谊和志趣相投等态度来说明。④群体有本身的规范。⑤群体的结构。在非正式群体中，包括正式成员、非正式成员、领导成员和孤立者，其中领导成员重视保持群体的团结及组织结构。⑥群体领导方式有 3 种，即专制的、民主的、自由放任的，各有不同效果。⑦群体的领导者要创造条件促使参加者作出贡献。⑧群体中的团结、消除紧张、同意、提建议、确定方向、征求意见、不同意、造成紧张、对立等行为。⑨基本团队趋向于规模较小，以便成员间相互交往的团队。

三、现代管理理论

（一）管理科学学派

管理科学在狭义上是指制定数学和统计模型，并将电子计算机应用于管理，使管理工作中大量的数字筹算、统计、决策、检索及大型复杂的控制等问题简单化，降低不确定性，不仅节省人力、物力，而且提高了精确度。

管理科学学派具有这样的特征：①以决策为主要着眼点，通过数学分析求得最优决策。②以经济效果标准作为评价的依据。③依靠数学模型和电子计算机作为处理和解决问题的方法和手段。

（二）系统管理学派

系统理论学派提倡将管理的对象视为系统，从系统的整体性出发进行管理活动。系统管理学派的主要观点如下：①管理系统是一个由人、财、物、信息等要素构成的有机整体，各要素之间相互影响、相互作用，领导人员的责任在于保持各要素间的动态平衡和相对稳定。②管理系统是一个开放式系统，与外界环境有着密切的联系，管理人员在制订计划时应考虑市场、服务和盈利。③管理系统是一个输入、输出系统，输入的是人力、物质、信息和时间等要素，输出的是产品、服务和盈利等内容。

系统理论为护理管理人员提供了一种独到的见解，打开了新的思想领域，在护理上应用很广泛，护理组织系统内的人员组成、层级结构、职务权责的分界，以及各种护理活动，如使用护理计划、患者分类、人力规划、排班、护理品质改进等都是系统理论的应用。

第三节 人力资源与护理质量管理

一、人力资源管理

在所有的管理对象中，人是首要的因素，员工的素质和行为表现是实现组织目标的关键，人才便是资本。护理人力资源是以促进疾病康复、提高全体人民的健康水平、延长寿命为目标的国家卫生计划所需要的一种人力资源，他们是受过不同的护理职业培训，能够根据患者的需求而提供护理服务、贡献自己才能和智慧的人，包括已经在卫生服务场所工作的护理人员，以及正在接受教育和培训、达到一定的学历或技术水平后能提供卫生服务的人员。

（一）护理人员的编配

护理人力资源管理就是对护理人员进行有效选择、安置、考评、培训和开发，使之能达到岗位和组织的要求。而人力资源管理的目的就是根据医院的结构、目标、护理模式，给予每个护理单元、每个班次足够的、高质量的护理人员。护理人员编配，是指对护理人员进行有效、恰当的选择，以充实组织结构中所规定的各项职务，完成各项护理任务。人员编制是否合理、比例是否适合，直接影响到工作效率、护理质量、服务水平和成本消耗，甚至影响护理人员的流动及流失率。因此，护理管理者要在有限的内部经费限制下，合理配置护理人员，最大限度地满足患者需要。

(1)以患者为中心：医院护理工作的目标是为患者提供最佳的整体护理。因此，配置护理人员的数量、结构等应满足患者的护理需要，即有利于护理目标的实现，并结合医院情况和护理工作的科学性、社会性和持续性等特点，进行全面安排。

(2)结构合理：护理人员编配不仅要考虑数量，而且要考虑人员群体的结构比例。护理队伍中，应合理配置初、中、高级专业技术职务人员；老、中、青不同资历人员；护士与护理员；临床护理与教学、科研人员等，这些都应有合理的配置比例。只有编设不同数量和不同层次结构的护理人员，才能优化人才组织结构，做到不同个性、素质特长优势互补，从而充分发挥个人潜能，以最少的投入达到最大效益。

(3)能级对应：即按照工作职能编制人员，使护理人员的资历、级别等与之相适应。由于各级医院及医院各科室的性质、规模不同，服务对象的数量和层次不同，护理人员编制标准也就不同。如普通病房从事护理技术操作的以初级护理人员为主，而重症监护病房则需要配备较多高学历、实践能力较强、专科知识扎实、有临床护理经验的护理人员。选择合适的人去担任所规定的各项任务，做到人员的资历、能力、素质与其所担负的固定职务相适应，才能提高护理工作的质量和运转速度。

(4)控制成本：护理人员的配置不仅受患者和护理工作的需要的影响，同时也要参照医院的经济效应。护理管理者应考虑预算中的人事费用，制定合理的人员编制，较大限度地发挥人力资源的效能，减少成本。

(5)动态调整：护理专业的发展，服务对象的变化，医院在体制、制度、机构等方面的不断变革，客观上对人员编制的动态管理提出了要求。护理管理者应根据实际情况，不断进行人员动态调整，包括引进新的护理人员、重视和落实在编人员的继续教育，从而在人事工作上发挥对护理人员的筛选、调配、选用、培养的作用，为配合医院总体发展，提供护理人员编配的决策性建议。

(二)护理人员的排班

排班是指护理管理者根据人员管理和工作的计划，以每班及每天为基础，分配护理人员的过程。为了达到工作的最大效能、为患者提供最佳的服务，护理管理者必须根据护理模式、护理工作任务、护理人员的数量、职称，合理安排人力，否则会导致患者需求与护理人员数量不平衡。护理是 24 h 不间断的，护理人员必须轮流在不同的时间上班，包括晚班及节假日上班，这样就会造成护理人员生理时钟、日常生活、社交活动的改变，甚至影响护理人员的健康及工作的质量。护理人员常反馈轮班后出现睡眠紊乱、食欲缺乏、烦躁、疲倦及对疾病的抵抗力降低等生理方面的改变，以致在工作中反应迟钝、工作效率降低，甚至有可能造成给药错误、仪器操作失败及问题处理不当等情况。因此，护理管理者应实施合理排班，最大限度地减少轮班的影响，使护理人员在工作和个人生活之间达到一种平衡状态。

1.排班的目标

(1)达到以患者需要为基础的管理目标，提供持续性的照顾，使患者获得最佳的护理。

(2)实现人力运作的最大效果，以最少的人力完成最多的工作，避免护理人员工作负担过重或闲置。

(3)力求让每名护理人员都得到公平的待遇,至少对同一级工作人员的节假日安排有一定的原则可循。

(4)激励护理人员专业技能的发挥,提升护理人员的满足感。

(5)维护排班的弹性和机动性,提供应付紧急状况的排班模式,避免人力过多或不足的情形发生。

2.排班的原则

(1)以患者需要为中心,合理安排人力,保证护理工作的安全性、连续性。

(2)根据护理人员的不同层次结构来排班,实现职能匹配。

(3)让护理人员参与排班,尽量给护理人员安排喜欢的班以及给予其足够的时间安排私人事宜、学习、生活等。当患者所需照顾与护理人员需求发生冲突时,应优先考虑患者需求。

(4)掌握工作规律,实行弹性排班,保证护理工作量与护理人力相一致,节假日配备机动人员,做好应急准备。

(5)尽量避免护理人员长期连续的工作,防止工作效率降低。

(6)节假日可适当减少护理人员,但要确保患者得到持续的照顾。同时考虑护理人员排班的公平性,最好是假日轮流连续休息 2 天,其次是在一周中间连续休息 2 天。

(7)避免增加护理人员的紧张度,勿将排班作为奖惩工具,应降低护理人员的紧张度,提高工作积极性。

(8)排班必须依据劳动法、医院及护理部的政策和规定实施。

3.排班的影响因素

(1)护士的不同素质:依教育程度而言,护士有职校、专科和大学毕业等。个人经验、教育背景、生长历程等均影响其工作绩效及工作承受能力。

(2)不同时段的工作性质:医院的护理工作是全天 24 h 提供,每周工作 7 天,白天的工作量负荷较重,需要较多的人力;晚、夜班的工作量依次减轻,需要的人力也较少。一般来说,白天、晚班、夜班的人力配置为 50%、30%、20%。星期六、星期日患者出入院减少,医生的医嘱及患者的化验、检查均减少,因此,护理工作量是星期一至星期五的 70%~80%。

(3)医院的政策:排班与人力的充足与否有密切的关系。然而,人力的状况与医院管理者的政策方向息息相关。例如:A 医院的政策是赚钱第一,服务第二,则人力的运作必然是以最少的人力获取最大的利润。B 医院的政策是服务第一,赚钱第二,则人力的运作会考虑到服务的品质,如医院有盈余的资金会聘用较多的护士。

(4)排班的方法:不同的排班方法,就会产生不同的人力运用情形。例如有传统式排班、周期性排班、每 8 h 轮班的三班制,或每 12 h 的轮班方式等。

(5)护理的模式:提供护理的方式不同,则排班的方式也不相同。如功能制护理、小组护理或整体护理等不同护理模式在人力的需求或安排上各有不同。

(6)单位的特殊性:监护中心、手术室、门诊部、产房等病区均有其特殊性,因此与普通病区的排班有不同之处。

4.排班的种类

(1)集权式排班:由护理部门的一级、二级管理者负责所有单位护理人员的排班。随着计算机的临床应用，亦可由电脑负责操作。负责人员管理的协调者要清楚每天可调用的护理人数，并根据每日护理人员或病情不同的需要而做改变，使人员运用能完全满足医院护理的需要。

优点：对人员管理有全盘的了解，可随时调整各单位的人数，避免忙闲不均；节省护士长的时间，使其能处理其他的管理问题；运用一致的政策及目标，使所有的护理人员得到公平的待遇。

缺点：没有顾及个人及单位的需要，影响下级人员的满意度；单位层次责任感低，不利于发挥人力所长；管理者较少参与人员的管理，容易忽视人员预算的控制。

(2)分权式排班：排班者为单位护士长，可依自己的排班计划，配合护理人员的愿望及患者的需要来排班，为目前最常见的排班方式。

优点：排班者熟悉单位临床及护理人员的需要，能有效利用人力，表现自主力，也称"有弹性"；能增加护理人员管理的责任感；能较好满足护理人员的需要。

缺点：护士长花过多的时间在排班的非护理性工作上；可能会造成工作人员间为得到好的班次而产生不良竞争；造成护理单位间不一致的政策；可能会成为护士长用来惩罚或奖励护理人员的工具；可利用的人力资源较少；使护理人员有较多的机会提出特殊要求；较不符合经济效益。

(3)自我排班：指病区管理者和护士共同制定工作时间安排表。

优点：可增强病区人员向心力，改善主管与工作人员的合作关系，使工作人员的自觉性增强；同时护士长亦可节省排班所费的时间。

缺点：排班规则不完善，易导致人力不能有效利用；护理人员的需求不易协调。

5.排班方式

(1)传统式排班：是目前普遍采用的排班法。由护士长对护理人员的上班时间做大致的分配，通常是以单位所使用的护理模式、护理人员数、患者数量及病情等因素作为排班的依据，这种方式的好处在于：比较有规律性，也可以随时调整，管理者实施起来比较方便。缺点是缺乏弹性，人力与工作需要不能较好匹配。三八制混合排班是常见的传统式排班，即实行每日 8 h 工作，2 日夜班制，夜班后休息 2 天。而 12 h、24 h 多适用于产房、手术室或其他非病房科室。

(2)循环式排班：即护理人员按照重复的排班方式实施，一般是 4 周或 6 周循环 1 次。这种排班方式的优点是：品质高、涵盖面广、稳定性佳、公平性高及成本低，且护理人员可预见自己的上班时间，因而可以及早安排自己的活动，另外护士长花在排班上的时间减少，护理人员间的冲突也减少。但是，这种排班方式有一个很明显的缺点，那就是没有弹性。

(3)计算机辅助的传统式排班：计算机可根据既定的排班政策及护理人员过去的排班方式来协助排班，也可帮助快速及完整地寻找过去的较好的排班表，计算护理时数及统计护理人员的夜班费。这种排班方式不但具有传统排班方式的弹性、产生高品质的排班，也可配合政策使稳定性增加，成本降低，还能减少时间的浪费。此方法多用于集权式的排班中。目前，国内已有多家医院的护理部采用电脑辅助的排班方式。

(4)自我排班：是一种由单位的护理人员共同决定后采取的以月为单位的排班过程。实施自我排班的单位，护理人员能表现出较高的自主性及工作满意度，使护理人员间协调及沟通的能力增加、提高士气，能较好完成各单位预定的目标，使离职率下降、成本降低、要求换班及怠工的情形减少。自我排班包括5个步骤:①委员会征集护士要求,提出自己要求的工作日、班次和休息日。②委员会汇总,制订出一张排班表,突出强调尚待安排的班次与休息日。③张贴公布尚待安排的班次,以便护士自愿改变工作日填补。④委员会调整排班,填补空缺的班次,在一个排班周期内,一名护士最多被调班1次。护士轮流调班,保证被调班的护士在下一排班周期之内不再被排班。⑤张贴最终病区排班表,若再有任何改动,则通过护士私人间协商解决。护士长应给予护士自我排班练习的时间,先试验2～3次,提出改进措施,待完成排班规则后正式实行。

(5)弹性排班方式:介于传统及循环式排班间的排班方式,由管理者根据工作的性质、患者的数量、病情,弹性调整工作时间安排的排班方式。它可以合理使用人力,提高护士积极性。

(三)护理人员的绩效考核

绩效考核是人力资源管理中的重要环节,它能给人力资源管理的各个方面提供反馈信息,是工资管理、晋升、人员使用和培训的主要依据,也是调动员工工作积极性的重要手段。绩效考核是"知人"的主要手段,而"知人"是用人的主要前提和依据,即绩效考核是护士人力资源与开发的手段、前提与依据。

1.绩效考核的定义

绩效考核,又称人事考核、绩效评估、员工考核等,是指按照一定的标准,采用科学的方法,检查和评定员工对职务所规定的职责履行程度,以确定其工作成绩的一种有效管理方法。简而言之,是指主管或相关人员对员工的工作做系统的考核。

2.绩效考核的功能

绩效考核有悠久的历史,古今中外都有很多记载,当今世界各国政府和企业对人员绩效考核越来越重视,主要是因为考核具有以下重要功能。

(1)控制功能:绩效考核是人力资源管理中主要的控制手段。通过考核,可以使工作过程保持合理的数量、质量、进度和协作关系,使各项管理工作能够按计划进行。对员工本人来说,也是一种控制手段,员工能明确自己的工作职能,因而能提高员工按照规章制度工作的自觉性。

(2)激励功能:通过考核,对员工的工作成绩给予肯定,使员工能够体验到来源于工作的满足感、自豪感,由此调动员工的积极性。

(3)标准功能:考核为各项人事管理提供了一项科学而公平的标准,管理者依据这个考核结果决定人员的晋升、奖惩、调配。这样,便可使组织形成事事按标准办事的风气,从而促进人力资源管理标准化。

(4)发展功能:考核的发展功能,主要表现在两个方面。一方面,组织可以根据考核的结果制订正确的培训计划,达到提高全体素质的目标,以推动专业的发展;另一方面,可以发现员工的长处和特点,从而决定员工的培养方向和使用办法,充分发挥人员的长处,促进个人发展。

(5)沟通能力:考核的结果出来以后,管理者向员工说明考核结果,听取员工的申诉和看法,并帮助其分析原因、提出改进措施,为领导与员工的沟通及相互理解提供了机会。

3.考核的内容

考核护理人员绩效时,管理者所选定的考核标准对考核结果有重要的影响,如用"能遵守三查七对制度"来评价护理人员行为,不如用"差错事故发生率"来评价更直接、更有意义。因此,对护理人员应该考核什么？3种最为常用的标准是：个人完成任务的结果、行为、特质。

(1)结果：如果重要的是结果而不是手段，那么管理者就应对护理人员任务完成的结果进行考核。比如，使用任务结果来评价护士长的标准有行政管理质量、业务管理质量、安全管理质量等。

(2)行为：许多情况下，工作效果很难直接归结为护理人员活动的具体结果，因为许多护理工作任务属于群体工作的一部分；在这种情况下，群体的绩效可能易于评价，但每个成员的贡献就很难判断，因此，管理者可对护理人员的行为进行评价，如职业态度、缺勤次数、值夜班数等。

(3)特质：个人特质是最弱的一个标准，因为它离实际的工作绩效最远，但应用却很广泛。如"梯度良好""合作""经验丰富"这样的特质，不一定与良好的绩效高度相关，但不能忽视，因此也能被组织用作评价人员绩效的标准。

每家医院都有其自身特点、独特历史和未来目标，因此，工作评价内容要与医院的任务、目标和宗旨相一致。个人行为表现的标准包括任务的完成情况、工作满意度、个人的成长；部门的行为标准包括有效的护理患者、组织纪律、缺勤情况、周转率和有效的资源利用；医院的行为反映在有效的资源利用和投入回报。

4.绩效考核的类型

在传统观念中，管理者权利的表现形式之一是评估下属的绩效，这种观念背后的理论基础是：管理者对下属的绩效负责任，只有他们来进行绩效评估才有意义，但是实际上，采取多种考核方式，可能会达到更好的效果。

(1)上级考核：医院对护理人员的绩效评估，95%是由他们的直接上司来进行的。但是，有些医院已经认识到这种评估方式的缺陷，因为管理者负责的事务太多，不可能充分地与每个部属直接接触，也不可能熟悉所有部属整体的表现。最理想的办法是由每个员工的上一级督导人员来考核该员工的表现。

(2)同行评议：同事的评估是非常可靠的评估资料来源之一。因为同事之间的行动密切相关，日常接触使他们对自己同事的绩效有一个全面的认识，通过同行评议，可以增加人员之间的信任、减少冲突，使人员勇于面对困难和努力进行改进行为，同时还能使护士提高交流技能，增加责任感。

(3)自我考核：让护理人员评估自己的工作绩效，与自我管理和授权是一致的。自我评估法得到员工的高度评价，因为它有助于消除员工对评估过程的抵触，可有效地刺激员工与他们的上司就工作绩效问题展开讨论。但是，这种方法难免存在偏见，造成评估结果被夸大。因此，自我评估更适用于员工的自我开发计划。

(4)下属评价：直接下属的评估也能够提供关于管理者行为的准确信息，因为评估者与被评估者的接触比较频繁。但是这种评价方式存在的问题是，员工害怕对上级的评价太低而对自己造成不利影响。因此，想要得到准确的评估结果，在评估中应采取匿名的形式。

(5)全方位评估(360度评估)：最新的绩效评估方法是360度评估法，这种方法提供的绩效反馈比较全面。评估者可为护理人员在日常工作中接触到的所有人，如患者及其家属、上级、同事等。但实施起来比较困难。

5.绩效考核的方法

明确了绩效评估的内容和评估方式后，就要采用具体的考核技术来评估员工的绩效。下面介绍几种主要的绩效考核方法。

(1)书面报告法:即写一篇短文来描述一下员工的缺点、优点、过去的绩效状况、潜能和改善建议。书面报告不需要复杂的形式,也不需要多少训练就可以做。但是,这种评估法反映的常常是写作者的能力,表现在评估结果的好坏往往一半取决于评估者的写作技巧,一半取决于员工的实际绩效水平。

(2)关键事件法:关键事件法将绩效考核的注意力集中在那些有效从事一项工作与无效从事一项工作的关键行为上。也就是说,评估者记录下护理人员的哪些行为是特别有效和无效的。这里的关键是描述的重点必须是具体的行为,而不是定义模糊的人格特质。此种方法有助于护理人员提高应变能力和维持较高的工作水准,也可以提供丰富的行为榜样,让护理人员知道哪些行为是符合要求的、哪些行为是需要改进的。

(3)评定量表法:由于编制和实施中花费时间较少,而且可以进行定量分析和比较,因此是绩效考核中使用的一种最古老又最常用的方法。这种方法是把一系列绩效因素罗列出来,如工作的质与量、知识能力、合作、忠诚感、主动性等。

(4)专家复审法:专家复审法是所有绩效考核方法中成本最高的,需要外请护理专家与各单位主管、护理成员与同事一起讨论工作人员的表现。由于考核人员为外聘,因此考核结果比较公正,也较专业。

(5)要素评定法:把被考评岗位的工作内容划分为相互独立的几个考核要素,并把每个考核要素划分为若干等级,且对每个等级均用明确的定义或说明,来描述达到该等级的标准,然后按此进行评估,最后再综合得出总的评价。

(6)多人比较法:这种评估法是在与别人绩效水平对比的过程中评估每个人的绩效水平,因而是一种相对的而非绝对的测量手段。最常用的 3 种比较方法是:小组顺序排列法、个人排序法和配对比较法。

1)小组顺序排列法:要求评估者把员工置于特定的类别中,在挑选护理骨干时,可采用这种方法,以判断某名护士是排在全科优等护士之列,还是中等之列。

2)个人排序法:把护理人员从最好到最差排出顺序,如果管理者要评估 30 名护理人员,这种方法先假设第 1 名和第 2 名之间的差别与第 21 名和第 22 名的差别一样大。虽然有些员工之间差别很小,但这种方法不允许名次并列,这样就能清晰地对员工绩效排出最好的到最差的顺序。

3)配对比较法:把每一名员工与另外所有人员进行比较。在两个人的比较中评出优劣。在配对比较得分的基础上,给每名员工一个总和的等级。这种方法可以保证每名员工都与其他员工做一次比较,但是如果员工人数太多,这种比较就难以进行了。

(四)护理人力资源发展趋势

人力资源是社会组织在激烈竞争中生存、发展、充满生机和活力的特殊资源。护理人力资源是发展护理事业所需资源的重要组成部分,是护理资源中最重要且最具活力的部分,其状况直接影响到护理质量的提高和护理事业的发展。我国护理人才队伍的素质、结构都将面临新的挑战,护理人力资源管理急需建立全新的思维模式和管理模式。

1.人力资源的影响因素

(1)护理服务需求的变化

1)护理服务需求的层次增多、要求提高:随着社会进步和经济发展,人们的健康观开始出现变化,对生活质量和健康更加关注,对卫生保健服务的期望和要求也越来越高。医学领域的迅速发展,使护理强度大大增加,护理队伍必须不断充实并提高自身的素质,才能适应发展的需要。人口老龄化的到来,社会需要照料的人数越来越多,使老年护理专业的发展面临挑战,长期的保健工作,还没有利用专业护士,并充分发挥其才能。医疗保健成本迅速增加,卫生保健制度的改革要求卫生保健系统加快改革步伐,提供优质、高效、低耗、便捷的卫生保健服务,也使得护理工作需要着眼于财力、人力的管理。护理管理者在促进人力资源需求的重建及有效的管理方面,已处于关键位置。

2)医疗保健机构功能分化:社会对卫生保健需求的变化和医学科技发展内在规律的作用,使传统的医疗保健功能发生变化,出现了以解决疑难病症的诊断治疗为主,具有科、教、研和开发新技术能力,拥有更多高水平资源的区域医疗中心和面向社区,以常见病多发病诊断治疗康复、预防保健、健康教育咨询指导为主要任务的社区保健中心。这种变化使医疗保健机构必须更合理、更有效地配置和使用人力资源,提供不同层次的卫生保健服务,使大众能够得到更方便、更经济、更有针对性的服务。

3)卫生人力的需求发生变化:在传统的医疗机构中,卫生技术人员一般被分为主系列和辅助系列,即医疗岗位和药、护、技等技术岗位,后者一般围绕医疗工作的需要提供技术支持,这种人员配置和工作模式已经不能适应现代化医院发展的需要。随着医学模式的发展,专业分工越来越细,岗位要求越来越高,医疗机构内部岗位的主、辅界限在逐渐消失,护理也变得越来越专业化,国内外现代医院中出现的临床护理专家就是有力的证明。这一发展趋势需要大批在护理领域具有较高水平的、掌握护理知识、具有良好沟通和合作能力的专业人才。护理人力资源管理应该根据卫生人力需求的这种变化,在护理人员的培训、配置、管理方面做出调整,建立相应的专科化体系,建立专科的准入制度及有梯度的学位体系。使在职护士能更好地向专科化发展,保证护理人员的质量和数量能够满足现代医院发展的需要。

我国已经进入老龄化社会,老年人因衰老导致身体功能减退、多重慢性疾病缠身,因社会活动圈狭小易出现精神心理问题,解决这些健康问题,需要护理人员能够提供包括身体健康情况监测、预防保健、慢性病治疗康复咨询指导、不良行为生活方式的健康教育等方面的服务,并将心理、社会疾病列入常规防治范畴。目前我国社区护理人力资源力量较弱,社区护理人才的教育培训也相对滞后,工作规范化程度不高,很难满足人民群众日益增长的保健需要。

(2)经济全球化对护理人力资源管理的影响

1)人才竞争和流动:随着经济的发展,人才竞争与流动日益频繁,如何发现、保留、发展优秀人才,使它们构成组织的核心竞争力,是人力资源管理必须认真对待的问题,护理人力资源中知识型员工占有很大比重,拥有更大的独立性、自由性、灵活性,且可替代性差。

2)新技术与服务性工作的挑战:随着医学科技的迅猛发展,医疗机构的知识和服务密集的特点越来越突出,管理者应该为组织招募和培养更多高素质的员工,使传统的纯技能性的"劳动者"转变为多技能性的"知识员工"。

3)环境变化与管理变革:面对动态的环境,管理者需要不断地改变以往做事的方式,进行变革,这种变革可能是受外部压力因素的影响,也有可能是组织主动迎接变化。医疗卫生体制改革就是一场大的变革,变革是否成功,在相当大的程度上是人的问题,既包括管理者,也包括每一名员工。

4)医疗安全和经济效益:在医疗保健活动中,质量保证对于提高组织的竞争力十分重要,现代管理中质量包含了安全和经济效益双重含义,实施全面质量管理,对质量进行全面、全员、全过程的控制,不仅可以保证提供安全的服务,而且有利于在服务的各个环节重视成本控制。

2.护理人力资源管理的发展趋势

随着医疗保健体制改革的不断深入,医疗保健机构的内外环境均在发生变化。通过对人力资源管理发展变化影响因素的分析,护理管理可以从中得到宝贵的启示,加快护理管理现代化的步伐。

(1)建立“以人为本”的管理模式:传统的护理管理基本上属于行政事务式的管理,更多注重的是对“事”控制;现代管理强调以“人”为中心,把人作为活的资源加以开发,注重人与事相宜,事与职匹配,达到人、事、职能效益最大化。管理以人为本不应该仅仅是一个口号,护理人力资源的管理必须提升到战略高度来认识,转变管理模式,切实营造一个能够使员工不断学习、不断获取发展和积累知识的环境。

(2)实现护理人力资源管理专业化:从国内外成功的经验看,人力资源管理在现代管理中的地位和作用越来越重要,专业化的程度越来越高,这是传统的部门管理或专业管理很难胜任的,因此,护理管理必须在人力资源规划、员工招聘和甄选、定向和培训、绩效评估、职业发展、薪酬确定等方面与人力资源管理部门合作,才能提高护理人力资源管理的水平。管理要从建立规范入手,逐步完成从行业规范管理为主到依法管理的转变,实现护理管理现代化。

(3)培养临床专科护理人才:根据现代人力资源管理理论,护理人才队伍建设必须考虑卫生服务需求发生的变化及其对人力资源需求的影响,认真做好护理人力资源规划,抓紧专科护理人才队伍的建设,培养具有较高水平、掌握专业知识的专家型护士,他们是专业建设、学科发展、管理变革的中坚力量,能够在护理实践中充分展现护理工作的专业价值,对于提高护理队伍整体水平具有良好的示范和牵引作用。

(4)完善护理支持系统:目前护士用于非护理专业事务的时间较多,造成了人力资源的浪费。临床已逐步成立护理支持系统,包括改进方法和操作规程、流水线系统,改变工作分配的方式和护理人员的结构,将计算机用于患者的护理等,以期以较少的专业时间更有效地完成常规的、非专业性的和间接的护理任务。在今后的工作中,管理者要进一步完善支持系统,包括制订职工的工作标准与工作计划、建立工作监视系统等,以提高医院资源的使用效率。

二、护理质量管理

护理质量是医院质量的重要组成部分,护理质量管理是指按照护理质量形成的过程和规律,对构成护理质量的各要素进行计划、组织、协调和控制,以保证护理服务达到规定的标准和满足服务对象需要的活动过程。开展护理质量管理必须建立护理质量管理体系,并有效运行,护理质量才有保证;应制定护理管理标准,有了标准,管理才有依据;要对护理过程中影响护理质量的各要素，按标准进行质量控制，才能达到满足服务对象需要的目的。

（一）护理质量管理模式

美国质量专家戴明博士于1954年根据信息反馈原理提出了PDCA质量管理循环程序，这是质量管理的基本模式之一，又称戴明环。李丽传等推荐了国外的D×T×A模式，QUACERS模式，以单位为基础的护理质量管理模式，美国医疗机构评审联合委员会（JCAHO）十步质量管理模式和质量管理圈。

1.PDCA循环

PDCA是在管理活动中，为提高护理质量和管理效应所进行的计划（plan，P）、实施（do，D）、检查（check，C）、处理（action，A）4个阶段循环的质量管理过程。

（1）PDCA质量管理循环的4个阶段8个步骤。

1）计划阶段：①分析现状，找出存在的质量问题。②分析产生问题的各种影响因素。③找出主要因素。④针对影响质量的主要因素，制订工作计划和活动措施。

2）实施阶段：按照制定的计划措施认真执行。

3）检查阶段：根据计划的要求，检查实际执行的效果，判断是否达到预期的结果。

4）处理阶段：①肯定成功的经验，形成标准、制度或规定，知道今后的工作；总结记录失败的教训，作为前车之鉴，防止以后再次发生类似事件。②提出这一循环中存在的问题，并转入下一循环去解决。

（2）PDCA循环的特点

1）PDCA的4个阶段是一个有机的整体。有计划，不去实施，等于没有计划；有计划、有实施，但不检查，则无法了解其效果；计划、实施、检查都有了，缺乏处理，则工作成果无法巩固，管理水平无法提高。因此，4个阶段有效运行才能形成完整的循环。

2）大循环套小循环，互相衔接，互相促进。在大PDCA循环管理中，包含若干小PDCA循环。护理质量管理是一个独立的质量管理系统，也是医院质量管理中的一个重要组成部分。它既可以在护理系统内进行不同层次的循环管理，也是医院管理大循环中的一个小循环。

3）阶梯式的运行，不断上升的循环。PDCA的4个阶段周而复始的运行，每运转一个循环都会解决一些实际问题，并充实新的内容与目标，使护理质量水平有所提高。新一轮循环建立在提高了的基础上进行。

4）处理阶段是PDCA循环的关键环节。把计划执行中的成功经验和失败教训都纳入有关的标准、规程、制度中去，作为今后工作的指南和借鉴，才能使质量水平在原有基础上进一步提高。处理阶段具有承上启下的作用。

2.D×T×A模式

D×T×A模式是简单而有效的质量管理架构，该模式将质量管理的成效视为资料（data）、工具（tool）和态度（attitude）三者交互作用的结果。"×"是乘式符号，意味着当其中一项为0的时候，则质量管理的成效也将等于0。所以当质量管理失败时，应该考虑从这3个方面来寻找失败的原因。

3.QUACERS模式

1981年阿代尔（M.N.Adair）提出质量保证、成本效益、危机管理和员工需要（QUACERS）

模式,确认护理质量管理的 4 个方向,并确认质量管理的均衡发展,即:①做好患者护理的质量管理保证。②有效掌握医疗护理的成本效益。③做好患者及工作人员的安全措施,有效运用危机处理技巧。④满足工作人员的需求,包括薪水、升迁机会、专业成长与成就感。

4.以单位为基础的护理质量保证模式

1984 年施罗德结合美国护理行政协会及梅尔的护理质量管理模式,形成了以单位为基础的护理质量管理模式。

5.美国 JCAHO 的 10 个步骤

美国医疗护理机构评鉴联合委员会建议医疗机构采用 10 个步骤实施质量管理计划,以确保质量管理计划顺利推行。

(1)审视机构的理念、目标、目的及管理模式,以界定质量管理的责任。

(2)在患者护理、工作人员绩效、成本效益 3 个监测管理系统责任区内,明确主要功能及措施。

(3)确定主要服务范围及相关活动。应以患者种类、检查治疗形态与基本临床护理活动来考虑,并以该活动是否与高危险性、多量性、潜在性问题及高成本等相关,作为选择重要质量管理监测项目的依据。

(4)建立标准及确定测量指标。

(5)建立阈值。

(6)收集及组织资料,需考虑资料数据的频数、样本数和方法。

(7)分析、评价其变异因素并与常态做比较。

(8)选择并执行行动,优异表现应给予鼓励,存在问题应寻求修正、解决并追踪。

(9)追踪评价,做好记录。

(10)进行有成效的沟通与整合;内容须呈现正、负面结果,并提出总结与建议。

6.质量管理圈

质量管理圈(QCC)是由同一现场工作人员或者工作性质相近的同仁,运用简单有效的质量管理方法和理念,对自身的工作环境进行持续的改进。实施过程体现自动、自发、互助的团队精神,按以下 8 个步骤进行,即:组圈、选定主题、现况分析、制订活动目标、检查对策、实施对策、确认成效及标准化。

(1)圈员自愿,来自同一单位或一起工作者,可以轮换。

(2)圈员每周开会 1 次,或者每个月至少 2 次,每次 30～60 min;遇有临时问题则随时开会,每次 20～30 min。

(3)圈员应注意主持会议的技巧,采取指名发言、接力发言或反问等方式引导全体发言。

(4)遵守有效开会的原则,准时开会,避免人身攻击,尊重不同意见。

(5)圈员应适时学习并运用辨识问题及解决问题的质量管理新技巧。

(6)一般由工作现场的督导者来辅导质量管理圈的活动,注意重在激发员工的创意,而不是去指示员工该如何做。

(7)质量管理圈需要高层管理者给予强有力的支持,比较容易成功。

(8)应重视人员的发展和现场工作者所提供的创意,以提高生产力及效率。

（二）护理质量体系

1.护理质量体系的概念

护理质量体系是指实施护理质量管理所需的组织机构、程序、过程和资源。通常所称的质量保证体系、质量管理体系应统一称为护理质量体系，它包括以下3个方面内容：①护理质量管理的组织机构、质量职能、质量职责以及机构之间的纵向、横向关系、质量工作网络、质量信息传递与反馈。②为进行某项活动所规定的途径，所有工作都是通过过程来完成的，每一过程都有输入和输出，输出是过程的结果，护理质量管理是通过对各个过程进行管理来实现的。③人员和物质是护理质量体系的硬件，是实施护理质量管理，实现质量目标的前提和基础，必须给予有力的保证。

医院护理质量体系包含在质量管理的范畴内，是为了实施护理质量管理而建立和运行的。建立护理质量体系必须结合医院的具体情况和内外环境来考虑，实际上任何一家医院都有一个护理质量体系，按照ISO 9000质量体系的标准建立健全护理质量体系，是为了使护理质量体系更加完善、科学和有效。建立护理质量体系可采用不同的步骤与方法，一般按以下程序实施：建立护理质量体系的组织准备→编写护理质量体系文件→护理质量体系的实施。

2.护理质量体系的建立

护理质量体系有4个基本要素，即：管理者职责、人员和物质资源、质量体系结构及与护理对象沟通，也是质量体系的关键因素。护理对象是护理质量体系3个基本要素围绕的核心和焦点，4个基本要素之间相互作用和影响，只有当4个基本要素协调一致时，才能取得满意的服务效果。使护理对象满意，既是医院每名护理人员为之努力的主要目标，也是医院护理质量管理的最高目标。

(1)管理者职责

1)制定质量方针：质量方针是指医院的质量宗旨和质量方向，是进行质量管理、建立和实施质量体系、开展各项质量活动的准则。质量方针的内容包括质量宗旨和达到的总体质量水平；应树立形象与信誉；各项具体质量目标；在追求质量目标中采取的措施等。

2)明确质量目标：质量目标是实现质量方针的具体内容，是为实现中长期的质量宗旨和质量方向而提出的短期内质量方面要达到的具体目标和活动。

3)规定质量职责与权责：为达到质量目标，要建立一个结构设置合理、隶属关系合理、管理与技术人员比例合理的质量体系机构，对护理质量进行有效控制、评价和改进，并明确机构中所有人员的质量职责和权责，使他们在一定岗位上做到有职有权，为实现质量方针和巩固努力目标工作。

4)实施管理者评审：管理者评审是指护理管理者正式的、定期对质量体系运行的有效性和服务成绩及效果进行评审，对质量体系及其运行存在的问题及时予以修正，使质量体系更加符合医院护理质量管理的实际。

(2)人员和物质资源：人员和物质资源是质量体系有效运行的保证。通过资源保证把质量改进与医学护理技术的进步与发展联系起来。

1)人力资源：护理人员是护理组织最重要的资源。首先，护理管理者要灵活运用激励机制，调动每名护理人员的积极性，以保证质量方针和目标的落实。其次，做好培训与开发。培训包括两个方面：一是质量体系教育；二是知识更新。通过培训可以提高质量控制的自觉性和控制技能；开发是对护理人员的业绩进行评价，了解他们的发展需要和潜力。第三是培养沟通联络能力。护理人员应具备与患者和内部工作人员之间进行有效沟通的知识和技能，这是确保护理质量极为重要的无形资源。

2)物质资源：物质可以帮助改善服务条件和服务环境，加快服务过程中的信息流转速度，提高服务效率和质量。护理服务所需要的物质，在科技高速发展的今天，已经成为影响护理服务质量的重要因素。因此，护理管理者要把好护理设备和卫生材料的质量关，避免因这些物质的质量问题而影响护理质量；应注意护理设备的更新，采用先进的护理手段为患者服务。

(3)护理质量体系结构：护理质量体系结构包括护理服务质量环、质量文件和记录、内部质量审核。

1)护理服务质量环：护理服务质量环概括了医院门诊和住院护理服务全过程的运转情况，包括 5 个作业过程和 3 个评价过程。护理服务质量环从质量改进的原理上清晰地阐述了质量体系各运转要素之间的关系，从患者入院开始，到最终满足患者需要的服务结果，充分体现了"患者至上"的服务宗旨，显示了全过程的质量信息反馈系统，以评价护理质量，了解服务在各个阶段中存在的问题，并作为质量改进的依据。

2)护理质量文件和记录：体系文件——护理质量体系文件是评审护理质量体系及其运行情况的依据。构成护理质量体系的全部服务要素、要求和规定均应明确并形成文件。质量体系文件包括：护理质量手册、护理质量计划、护理质量程序、护理质量记录和附件(技术规程)。

护理质量手册：是护理质量体系文件中的纲领性文件，主要阐述质量方针、质量目标、组织结构(含职责)、质量体系要素和护理质量活动的基本方法与措施及护理质量体系文件的结构和分发等。通过质量手册，可以对一个医院的护理质量管理状况有较全面和清楚的了解。

护理质量计划：是质量体系要求在具体事务上的反映，指针对某一项护理活动作出的包括质量措施、所需资源和活动顺序、进度的具体部署和安排。

护理质量程序：是质量手册的支持性文件，是为了落实质量手册的要求而规定的实施细则，是以书面文件的形式，规定医院为满足患者需要开展的护理活动的方法、目的和范围，以及活动如何实施、控制和记录等，使各项质量活动处于受控制状态，使与质量活动有关人员明确职责、权限和相互关系，为执行、验证和评审质量活动提供依据。

护理质量记录：是证明护理服务达到的程度，并验证服务质量体系有效性的原始数据资料，为实现护理服务的可追溯性及采取预防、纠正措施提供信息。

文件管理——体系文件应做到字迹清楚、内容明确、易于识别和具有权威性，注明文件修订、再版日期。建立严格的质量文件管理程序，包括文件的发布、发放、修订和管理办法。所有文件应保证做到：由授权人员批准；在需要此文件的范围内发放和保证其有效；使用者能够理解和接受；对任何必要的修订进行评审；文件作废时给予撤销。

3)内部质量审核：目的是验证护理质量体系的实施效果，进行持续质量改进。应按照已形成文件的程序，由与受审和活动或领域无关的、能胜任的人员有计划地完成并记录档案。审核结论应形成文件并提交上级管理者。对被审核活动，管理者应负责确保采取必要的和审核结论相适应的纠正措施。应当评定由前次审核产生的纠正措施的落实情况和效果。

(4)与护理对象的沟通：与护理对象的沟通贯穿于护理的全过程，融洽的护患关系是与护理对象良好沟通的前提。与护理对象的沟通包括：①了解护理对象的需要，获取与护理有关的信息。②向护理对象说明诊疗方法和要求，以取得护理对象的合作。③进行健康教育，增强护理对象自我保健水平和能力。④收集护理对象对护理服务质量的感受，便于进行质量改进。护理管理者应致力于护理人员与护理对象之间建立有效的相互协作关系，帮助护理人员掌握与护理对象及内部工作人员的沟通联络方法与技巧。

3.护理质量体系的实施

(1)加强组织协调：护理质量体系的有效实施，必须确定组织机构，把相应的工作职责和权责分解到各级质量机构和人员。质量职责的分解应遵循职、责、权、利统一的原则，保证各级机构和人员能够严格、有效履行职责，同时做好部门之间、人员之间的协调管理，及时纠正偏差，以保证护理质量体系的有效运作。

(2)进行质量教育：在建立护理质量体系的基础上，应对全体护理人员进行质量教育培训，以程序文件的内容为重点，提高护理人员对建立和实施质量体系的认识，明确建立和实施质量体系的目的、意义、作用和方法，使他们在质量意识上、技术方法上和管理手段上适应新的要求。

(3)建立信息反馈：对质量体系运行过程中的质量信息，应分层次、分等级进行收集、整理、储存、分析、处理，并输出反馈到执行和决策部门，为管理者作出正确决策提供依据。在质量体系实施过程中，只有确保信息流通迅速，分析处理及时、准确，才能保证质量控制扎实有效，使护理质量保证在一个稳定的状态中。

(4)定期评审与审核：在质量体系实施过程中，应在一定的时间内，对质量体系运行的过程和结果，组织有关人员进行评审与审核。通过评审，修改质量体系文件，使质量体系运行更科学有效；通过评价结果，对相关人员进行鼓励，调动护理人员实施质量体系的积极性。

(5)持续质量改进：持续质量改进的目的是向患者提供高价值的服务和使他们满意。质量改进的关键是预防问题的出现，而不是等到出了问题采取改进。

(三)护理质量控制

1.护理质量控制的概念

控制工作是护理管理的重要职能之一。它是为了确保组织的目标以及为此而拟定的计划能得以实现，各级主管人员根据预定标准或发展的需要而重新拟定的标准，对下级的工作进行衡量和评价，并在出现偏差时进行纠正，以防止偏差继续发展或今后再度发生。管理活动中的控制是一个复杂并反复进行的工作过程。

护理质量控制是一种有目的的管理行为，其实质是保持或改变管理对象的某种状态，使其达到管理者预期的目的。如果管理对象没有状态变化，也就不需要控制。因而，研究管理对象状态变化及其与目的的关系，也就成为控制理论需要研究解决的核心问题。控制理论正是从这一角度出发，把主观和客观有机地结合起来，把预先的愿望同实现这种愿望的活动结合起来，铺平了理论通向实践的道路。护理质量管理活动中控制的过程也就是主客观逐步统一的过程。护理管理者能否对管理对象的变化状态进行有效的控制，主要取决于两方面的因素：一是要有明确的目的；二是要有实现目的的相应手段。护理质量控制，首先必须要有明确的护理质量指标，同时还必须具有必要的人力、物力、财力、信息及组织机构。

护理质量控制工作贯穿在护理质量管理活动的全过程中。护理质量控制只能是与质量管理的计划、决策、人员管理等活动密切联系在一起，作为管理过程的整体发挥管理作用，即：控制是质量计划实施的保证，质量计划是控制的标准和依据；决策目标决定控制内容，控制工作为实现决策目标服务；组织成员工作成效评价的有效性在许多方面也与控制工作的质量直接相关。因此，控制工作不仅可以维持其他职能的正确活动，而且在必要时可以通过采取纠正偏差，改变其他职能的活动。当护理质量控制发现原定目标和标准不能实现时，管理者可能采取调整原计划、重新确定目标或标准的行动，如调整组织机构，或重新配备合适人选，采取加强领导和指导等重大改变，以便纠正偏差，完成工作任务。因此，护理质量控制工作对于衡量标准的执行程度，揭示标准执行中的偏差，以及指明纠正措施等均非常重要。

2.护理质量控制的原则

护理质量控制必须针对具体目标，由控制者与控制对象共同参与，按实际情况设计质量控制系统。建立控制系统时应遵循以下基本原则。

（1）组织机构健全原则：在质量控制工作中，被控制的组织要机构健全、责任明确，所设计的控制系统能反映机构中岗位的责任，使控制工作有利于纠正偏差。当出现偏差时，应责任分明，责任与负责执行质量管理计划的岗位职务相适应。有效的质量控制不仅可以指出偏差，而且可以纠正这种偏差。如护理质量中发生的偏差应能准确地判明科室、病房和人员的责任，并加以纠正。

（2）与组织相一致的原则：质量控制系统的建立要反映质量计划所提出的要求。确立质量控制标准和控制手段也都要依据质量计划，质量控制过程中应力求使实际活动与计划目标相一致。在设计质量控制系统、运用控制技术进行控制活动之前，必须制定质量标准，控制系统要反映计划所提出的要求。例如，护理教学要有教学计划和教学质量控制标准，控制手段要依据教学计划设计；临床护理服务质量的控制标准与方法要反映临床护理工作计划的要求；社区护理、护理科研等不同工作都应分别按各自的计划要求设计控制系统。

（3）控制关键问题的原则：管理者在护理质量控制工作中，应着重于计划完成的关键性问题和实现质量计划的主要影响因素上。关键点的选择是一种管理艺术。临床护理工作细致、项目繁多，质量控制应选择对完成工作目标有重要意义的关键标准和指标，重点放在容易出现偏差或偏差造成的危害较大的环节。

（4）直接控制的原则：合格的人员发生差错最少，并能及时觉察、及时纠正，减少或防止出现偏差。直接控制相对于间接控制而言，是控制工作的重要方式，以采取措施保证所属人员的质量，提高人员素质，而不只在工作出现了偏差后采取纠正措施，追究责任。下属人员越能胜任所担负的职务，自身就越能觉察执行计划的偏差，及时采取措施纠正偏差。因此，在护理质量管理中，应不断提高护理人员的医德、医风、专业、心理、体格等素质，保证提供护理的人员质量。

（5）标准合理性原则：应建立客观、准确、有效、适当的质量标准。标准太高或不合理，不会起到激励作用；标准不准确，不能测量，控制工作就会失败。

（6）追求卓越的原则：要使所属人员具有追求卓越的精神。在质量控制工作中，发现问题、分析原因、纠正偏差时，应寻求发展，追求卓越；在制订质量计划和质量标准、控制指标时，应具有一定的先进性、科学性，使组织和个人经过一定的努力方能达到，而不是可以轻易取得。

3.护理质量控制的方法

前馈控制、同期控制和反馈控制称为控制的三级结构理论，也是护理质量控制的基本方法。

(1)前馈控制：前馈控制又称预先控制，是一种积极的、主动的控制，指在活动之前就对结果进行认真的分析、研究、预测，并采取必要的防范措施，使可能出现的偏差在事先就得到控制的方法，前馈控制的纠正措施作用在计划执行过程的输入环节上，工作重点是防止所使用的各种资源在质和量上产生偏差，是通过对人力、财力、物力等资源的控制来实现的。其优越性在于面向未来，通过控制影响因素，而不是控制结果来实现控制目的。

(2)同期控制：同期控制又称过程控制或环节质量控制，是管理人员对正在进行的各种具体工作方法和过程进行恰当的指导、监督和纠正。同期控制的纠正措施作用于正在进行的计划过程之中，是在执行计划过程中对环节质量的控制，这是护士长经常使用的一种控制方法，其有效性很大程度上取决于管理者的素质与能力，以及护士对管理者指示的理解程度。

4.护理质量控制的过程

护理质量控制工作的过程包括3个基本程序：确立标准、衡量成效、纠正偏差。

(1)确立标准：标准是计量实现预期工作成果的尺度。标准是根据计划而制定的，是计划工作的个体化，是在完整的计划程序中选出的对工作成果进行衡量的关键点。确立护理质量控制标准，首先应明确控制的对象，即体现目标特性和影响目标实现的要素。护理质量控制的对象有护理工作和提供护理的人员，控制标准应针对这两方面来制定。护理服务质量的控制应抓住影响护理服务质量的关键点制定出标准。标准的类型很多，如实物标准、费用标准、时间标准、效率指标；有形和无形标准；定量和定性的标准等。一般把目标作为标准是一类比较理想的控制标准，即在各级质量管理机构中建立可考核的、完整的目标网络，以使无形标准的作用逐渐减少。

(2)衡量成效：衡量成效是为了确定实际工作绩效而对所控制的管理系统运行效果做定性或定量的描述和评价，直接关系到能否实现管理目标。管理者首先需要收集必要的信息，然后将实际绩效与标准进行比较，确定计划执行的进度和出现的偏差。在实施过程中，要考虑到衡量的精度和频率的问题。所谓精度是指衡量指标能够反映出被控制对象的变化幅度，精度越高，越能准确反映管理活动状况，但同时也越复杂。频率是指对被控对象多长时间进行一次考核和评定，频率越高，越能及时掌握情况，但同时也增加了监测机构的工作量，或者根本做不到。在护理质量控制工作中，许多问题很难定出精确的标准，工作成效也难以用定量的方法进行衡量，因此，除了用定量的方法进行考核和评定外，大量的定性指标要规定得尽量具体，并按不同的重要性用一定的级数表示出来，最后用权重方法进行综合评价，使定性指标趋向定量。权重的确定可以采用专家评审法进行。

(3)纠正偏差：成效与标准之间总存在着一定的偏差。偏差的出现总有一定的原因。系统变化不只是受到控制影响的作用，还受其他一些影响因素的作用，找到这些因素也就找到了导致偏差的原因。找到偏差的原因后，应根据偏差的大小和控制能力，制订纠正偏差的方案。有两种方法：一种是当系统的控制能力有限，在现有条件下根本无法达到要求的目标时，只有改变标准，才能纠正偏差；另一种是改变输入的质量和数量，改变人、财、物、信息和系统的结构，提高系统的控制能力，输出满足目标的要求。

在某些活动中难免会出现一些偏差，但要确定可以接受的偏差范围。衡量成效要通过实际绩效与标准的比较找出偏差，并确定是否在可以接受的范围，如护理技术操作合格率控制范围是 90%～95%，低于 90%则不能接受。管理者要把握好偏差的大小和方向，这是非常重要的。

（四）护理质量评价

我国医院护理质量管理经历了由定性管理到定量管理、由经验管理到科学管理的发展过程。科学的质量评价不仅有利于维护患者的利益，对劣质服务进行惩处和改进，同时也有利于维护医院与医务人员的利益，使优质服务得到肯定。然而由于护理工作面临的情况复杂，不可控因素多，如何建立起更加科学、客观、可信、有效的护理质量评价方法，是值得卫生主管部门和医院管理者共同深入探讨的问题。

1.护理质量评价

护理质量的评价是护理管理中的控制工作。评价一般指衡量所制订标准或目标是否实现或实现的程度如何，即对一项工作成效大小、工作好坏、进展快慢、对策正确与否等方面作出判断的过程。评价应贯穿在工作的全过程中，而不应仅在工作结束以后。护理质量评价的意义在于：①说明护理工作的价值，证明和使人确认提供给患者的是有质量的护理。②衡量工作计划是否完成，并按预定的目标或方向进行，工作进展的程度和达到的水平。③根据提供护理服务的数量、质量，评价护理工作需要满足患者需求的程度、未满足的原因及其影响因素，为管理者改进和提高护理质量提供参考。④通过比较评价，选择最佳方案，达到肯定成绩、纠正偏差、持续改进提高的目的。

在进行护理质量评价时应遵循两项原则：实事求是的原则，即评价应尊重客观事实，将实际执行情况与制定的标准进行比较，而标准应是评价对象能够接受的，并在实际工作中能够衡量的；评价标准适当的原则，即确定的标准应适当，不能过高或过低，并具有可比性。

医院护理质量评价指标是说明医院护理工作中某项现象数量特征的科学概念和具体数值表现的统一体，它由一个名称和一个数值组合而成，护理质量的评价和比较可在医院之间进行，也可在同一医院内的不同科室之间进行。一项护理质量评价指标只能反映医院护理工作的某个或某些侧面，只有当不同来源和用途的各个方面护理质量评价指标有序地集合在一起，形成护理质量评价指标体系时，才能对医院的全面护理质量发挥评价作用。

指标及指标体系是管理科学的产物，也是进行质量管理最基本、最重要的手段。护理质量评价指标对医院护理工作起着关键的导向性作用。各医院现行的护理质量评价指标主要参照：原国家卫生部《医院分级管理标准》、全国“百佳”医院评审标准、《医疗护理技术操作常规》以及各省、自治区、直辖市卫生部门制定的医疗护理评价指标。军队医院还同时参照《军队医院护理质量主要评价指标》《军队医院分级管理办法和评审标准》。

《军队医院护理质量主要评价指标》将护理质量评价指标分为工作效率、工作质量和管理质量 3 类。工作效率指标主要反映护理工作的负荷程度，包括特级护理床日用率、一级护理床日用率 2 项；工作质量指标主要反映临床护理和环节质量，包括基础护理质量合格率、特护及一级护理质量合格率、年度压疮发生数、护理技术操作合格率 4 项；管理质量指标重点控制护理管理过程，包括服务态度优良率、病区管理合格率、急救物品器材准备合格率、5 种护理文书书写合格率、陪护率、年度护理事故发生数、年度严重护理差错发生率、年度护理差错发生率、护理人员年培训率、护理人员考核合格率10项。

原国家卫生部《医院分级管理标准》中设置了11项护理质量评价指标，与《军队医院护理质量主要评价指标》基本相同，不同的是设置了责任制护理和整体护理开展病房数、常规器械消毒灭菌合格率、一人一针一管执行率等指标。

随着国家和军队护理学科水平的不断提高和发展，以及医学模式的转变，人们的健康观、服务观、质量观都发生了较大的改变，原有的评价指标有待进一步调整和扩大。自原国家卫生部(现卫健委)倡导整体护理工作模式以来，对传统的护理质量管理和评价工作提出了新的要求。我国各大医院的护理管理者积极探讨整体护理的理论与实践，不断完善整体护理质量评价标准。

2.护理质量评价指标的设置原则

护理质量评价指标的设立是一项复杂的系统工程。要紧紧围绕进行护理质量评价的目的来设置。一项质量指标就是一项原则、程序、标准、评价尺度或其他能保证提供高水平护理的测量手段，是反映护理工作质量特性的科学概念和具体素质的统一体。因此，每一项指标的设置都应建立在科学、充分的论证和调研，以及对收集的数据进行准确统计分析的基础上，指标的设置除了遵循科学性原则外，还应遵循以下原则。

(1)实用性和可操作性：即确定的指标应能切实反映护理质量的核心，能合理解释护理质量现象，同时应考虑到质量管理的成本因素。指标的概念和原理要便于理解，指标的计算公式、运算过程也要简单实用。

(2)代表性和独立性：即选择能反映目标完成程度的指标，如患者满意度指标较好地反映了服务水平、技术水平和管理水平，具有一定的代表性。指标还应具有独立的信息，互相不能替代。

(3)确定性和灵敏性：即指标必须客观、确定、容易判断，不会受检查人员的主观因素影响。某些需要现场检查判定结果的指标，如基础护理合格率、病区管理合格率、护理文书合格率等，由于评价结果容易受检查人员主观因素的影响，故确定性较差，必须通过合理设计调查和正确的统计学处理，以提高其确定性。对于需要通过向患者发放调查问卷才能取得数据的指标，如患者满意度，只有经过严格设计的调查工具、方式和统计方法取得的数值才具有说服力。指标还应有一定的波动范围，以区别质量的变化。如抢救物品完好率多为100%，其灵敏度较差，起不到比较评价的作用。

评价指标的筛选可选用：①专家咨询法。②基本统计量法。③聚类分类法，即将评价指标分类，选择出具有代表性的指标，以减少评价信息的交叉重复。④主成分分析法，即将多个相关评价指标合成、转化为数个相互独立的主成分，并保留大部分信息。⑤变异系数(CV)法，即选择CV值中的指标，筛除迟钝和过于敏感的指标。

3.护理质量评价指标体系的构成

护理质量评价指标体系按管理层次可分为医院间评价指标体系和医院内评价指标体系。医院间评价指标体系适用于上级卫生管理部门了解和评价各医院护理质量水平和状况，为辅助决策提供依据；医院内评价指标体系适用于医院了解和评价各科室护理单元的护理质量水平和状况，奖优罚劣，提高医院护理服务水平。

传统的护理质量评价指标主要侧重于临床护理质量，即执行医嘱是否及时、准确；护理文书、表格填写是否正确、清晰；生活护理是否周到、舒适、整洁、安全；有无因护理不当给患者造成痛苦和损害等。随着整体护理模式的广泛应用和护理工作内涵与功能的扩展，护理质量评价也应由上述狭义的概念发展为广义概念。

美国学者于1968年提出质量评价的3个层次，即卫生服务系统的基本框架是结构质量、过程质量和结果质量的动态构成。我国则按管理流程分为要素质量、环节质量和终末质量。

（1）要素质量评价：要素质量是指构成护理工作的基本要素，主要着眼于评价执行护理工作的基本条件。

1）机构和人员：建立健全与等级医院功能、任务和规模相适应的护理管理体系。可设置2～3级质控组织，即护理部专职质量监控组；总护士长级质量监控组；护士长级质量监控小组，定期进行质量控制与改进活动。护理人员编配合理，在数量和质量上符合国家卫生健康委员会规定标准，如护理人员占全院卫生技术人员构成比（50%），医护比（1∶2）、床护比（1∶0.4），医院和病区主管护师以上人员构成比、大专以上学历人员构成比、具有执业资格护士构成比等。

2）环境、物质和设备：反映医院设施、医疗护理活动空间、环境卫生检查、护理装备水平及物资设备等合格程度。如各护理单元是否安全、整洁、舒适、便捷，床单位设备齐全，护士站离重症患者单元的距离、加床数以及常规物品器械消毒灭菌合格率、每年引进护理新仪器设备总值或护理仪器设备占全院构成比、护理仪器设备完好率、急救物品完好率等。

3）知识及技术：反映护理业务功能与水平、开展的技术服务项目及执行护理技术常规的合格程度。如护理人员"三基"水平达标率、护理人员年考核合格率、护理人员年培训率、开展整体护理病房构成比、年发表论文数、年科研成果或创新项目数等。

4）管理制度：护理工作有计划并按计划落实，规章制度健全并严格贯彻执行，护理资料齐全并尽量达到计算机管理，如年计划目标达标率。

（2）环节质量评价：环节质量管理注重在护理工作的过程中实施控制，将偏差控制在萌芽状态，属前馈控制。目前国内医院进行护理环节质量评价最常用的指标主要包括以下两类：患者护理质量指标，如基础护理合格率、特级与一级护理合格率、患者对护理工作满意度等；护理环境和人员管理指标，如病区管理合格率、消毒隔离管理合格率、急救物品准备完好率、陪护率、护理表格书写合格率、一人一针一管执行率、护理技术操作合格率。部分医院还增加了一些反映护理观察和诊疗处置及时程度的指标，如护理处置及时率、巡视病房及时率、输液患者呼叫率等。

长期以来，国内医院将环节质量管理作为质量监控的重点，并取得了一定的经验。主要采用的检查和评价方法为若干名护理专家现场检查某医院一定数量的病区和患者，对照相应的检查项目和标准扣分，被检查项目达到标准分数记为合格，未达到标准分数记为不合格，最后统计合格率。

（3）终末质量评价：终末质量是患者所得到的护理效果的综合反映，终末质量评价是对患者最终的护理效果的评价，属于传统的事后评价或后馈控制。这些指标的主要特点是从患者角度进行评价。常用指标包括：年度压疮发生数、年度护理事故发生次数、年度严重护理差错发生率、年度护理差错发生率、抢救成功率、出院患者对护理工作满意度、患者投诉数、护患纠纷发生次数等。有研究者认为，护理效果的评价应从对患者产生的影响和对医院的影响两个方面进行分析，前者包括临床护理效果、患者满意率和健康教育效果；后者包括对医院质量、医院形象和医院经济效益等方面的影响。

为了全面反映护理服务的质量要求，一般采用要素质量、环节质量和终末质量相结合的评价，三者的关系应是：着眼于要素质量，以统筹质量控制的全局；具体抓环节质量，有效实施护理措施；以终末质量评价进行反馈控制。

4.护理质量评价方法

护理质量评价是一项系统工程。评价主体由患者、工作人员、科室、护理部、医院及院外评审机构构成；评价客体由护理项目、护理病例、护士、科室和医院构成系统；评价过程按搜集资料→资料与标准比较→作出判断的系统过程实施。按护理质量评价对象分类的评价方法如下。

(1)以护理项目为评价对象：护理项目是质量评价的基本单元，传统的护理质量评价主要将护理项目作为评价对象，如特护及一级护理质量、护理技术操作合格率、健康教育的实施效果等。

(2)以病例为评价对象：整体护理的开展，实现了护理工作模式由功能制护理到以患者为中心的转变，而护理质量评价尚未很好地关注对整体病例的评价，即根据病例分型识别和评价患者的护理需要程度。有以下 6 种分型：①病情分型，区分患者的危重程度。②自理能力分型，识别需要生活照顾的患者。③心理状态分型，把握有心理服务需要和有纠纷倾向的患者。④经济分型。⑤护理措施分型，把不同护理等级和使用高新技术与风险技术的患者区分出来。⑥满意度分型，把不满意的患者区分开来。根据上述病例分型，建立重点病例报告制和病历质量评价标准和评价表，评价整体护理质量。

(3)以病种为评价对象：病种质量评价是一个群体质量评价层次，主要病种的护理质量在一定程度上可反映专科和医院的护理质量水平，目前国内医院护理质量评价采用的指标信息较混杂，以整体病例为评价单位，则实施过程又过细。病种质量评价体现了宏观与微观的结合，且为非随机性抽样检查，有较好的可靠性和代表性，因此正日益受到重视，但至今尚未引进国内护理管理领域。

(4)以患者满意度为评价对象：全面质量管理就是要达到让所有患者满意，达到他们的期望。患者满意度评价方法，旨在从患者的角度评价医疗护理质量。由患者作出满意度评价是一种市场行为，对患者评价的重视程度，是医院市场观念的标志。从患者的观点看，护理效果质量是评价质量的主要内容，建立在患者对服务过程主观描述基础上的满意度测评，对于管理者评价护理质量非常重要，越来越受到重视。

满意度测评可以在住院患者中进行，需要专人定期访问住院医院，对一个医院来说操作性尚可，但对上级卫生主管部门来说，则较难做到。同时，住院患者的疾病转归尚未明确，有的病情仍较重，在接受调查、回答问题或填写问卷时往往有顾虑，使调查结果与实际情况有较大出入，影响评价结果的客观、真实和公正，选择出院患者作为调查对象，可较好地避免上述问题，已被上级卫生主管部门和院内评价时采用。收集信息可采用问卷调查、电话咨询、设立意见簿、出院随访等测评方法。

满意度测评的步骤：①确定目标及评价的目的。②根据评价的目的和评价方法的优缺点选择适当的方法。③设计数据收集工具。调查表是常用的方法，必须经过周密的设计，保证其信度和效度。调查内容既要全面深入，又要简洁方便，以开放式问题作为选择。问题答案选项按标准满意度问卷调查表的 Likert 五级设计法，按各选项以 25 分的间距在 0～100 分的范围设计 5 个选项，分别为“非常好”“较好”“一般”“较差”“极差”，使各医院问卷调查指标值的离散度加大，更利于进行院间评价。④数据收集与储存。调查表的发放与回收采用“双盲法”，即由患者经治科室或医院的上级业务主管部门确定调查问卷的内容，患者填妥调查表后直接寄往发信机关，由上级医疗管理机关对调查表进行分析评价，以保证数据来源的真实性和准确性。⑤数据分析和报告。数据分析可从描述和深入分析两方面处理；报告时层次要清楚，重点应突出。⑥信息转化。对评价结果作出快速反应是持续质量改进的基本前提。

第四节　成本控制与预算管理

护理的各项经费占医院经费的很大一部分，护理部门对成本的控制、对预算的操纵，将对整个医院的经济利益产生深刻影响。成本核算是提高医疗卫生单位经济管理水平的重要手段，通过实行成本管理，可以降低成本、提高效率，向社会提供更好的医疗卫生服务。

一、成本控制

(一)护理成本概述

成本是在生产过程中的生产资料和劳动消耗。医疗卫生领域中，成本是指实施某项卫生规划或方案所要投入的人力、物力和财力等全部卫生资源的消耗价值。成本通常可以用货币单位统一计量，卫生经济评价要求将成本划分成两部分：一是直接成本，即某方案实施过程中卫生资源的直接消耗，如与疾病直接相关的诊断、治疗等费用；二是间接成本，即人们由于疾病或死亡给社会造成的经济损失，如疾病引起的休工、休学等造成的经济损失。

护理成本是医疗单位在护理服务过程中所消耗的物质资源价值和必要的劳动价值的货币表现。卫生经济评价要求将护理成本划分为两部分，即直接护理成本和间接护理成本。直接护理成本是与护理服务直接相关的卫生资源的直接消耗，如护理人员的工资和护理材料消耗。间接护理成本并不与护理工作直接有关，但是为护理服务的提供起必要的支持作用，如物质资料消耗所转移的价值，包括房屋、医疗器械设备折旧等劳动资料和医院为进行护理业务活动所开支的各项管理费用。

护理成本分类：根据会计核算和医院管理目的的不同，对成本进行不同的分类。

1.按成本与服务量的关系分类

(1)固定成本：有些成本总额在一定时期内和一定服务量范围内，不受服务量增减变化的影响而保持不变关系，称为固定成本。如护理部主任的固定工资，在一定时期及一定业务量范围内，其总额不随工作量的变动而变动。

(2)变动成本：有些成本总额与业务量增加呈正比例变动关系，称为变动成本，但每一单位成本额保持不变。变动成本包括卫生材料费、低值易损耗品等，如医院使用的一次性注射器的成本总额，随注射人数的增加而增加，此类成本为变动成本。

(3)总成本：指在特定技术水平和要素价格条件下，生产某一特定产量所需要的成本总额，是固定成本与变动成本之和。

(4)混合成本：有些成本总额随医疗服务量变动而变动，但不保持正比例变动关系，这种兼有固定成本和变动成本特性的成本，称为混合成本。比如电费，医院或护理院要花费一定的成本用于走廊等公共区的照明，而病房只有在有患者时才回收照明费。因此，尽管包括一部分固定成本，电费还是随患者住院天数的增加而增长。

(5)阶梯固定成本：阶梯式成本与固定和变动成本相关，在一定范围内变动，但在较小的范围内保持不变。如在一定工作负荷下，一个护理单元需要聘用 5 名护理人员，一旦超出此范围就会聘用 6 名，显然，患者越多、病情越重，就需要更多的护理时数，如果按每个住院患者需要 4.2 h的护理时数配置护士，医院不会因为增加了 1 名患者，而为了多出的 4.2 h 的护理时数去增加 1 名护士。

2.按成本的计入方法分类

(1)直接成本：直接成本是指护理服务过程中耗费的可依据凭证直接计入护理服务成本的费用，如工资、卫生材料及低值易耗品。

(2)间接成本：间接成本是指在护理服务过程中无法直接计入某服务项目，而需经过合理分摊进行分配的成本，如行政管理、后勤辅助部门的费用等。

3.按成本的可控性分类

(1)可控成本：可控成本是指某一时期内，在某个部门或某个人职责范围内能够直接确定和控制的成本。如医疗服务中的药品费、卫生材料费。

(2)不可控成本：不可控成本是指在一定时期内，某个特定部门无法直接掌控，或不受某个特定部门服务量直接影响的成本。如固定资产折旧、大修理费等。

一般情况下，变动成本属于可控成本，固定成本属于不可控成本；直接成本属于可控成本，间接成本属于不可控成本。

4.按成本在经营决策中的属性分类

(1)机会成本：指某项资源未能得到充分利用而放弃掉的机会所带来的成本，在卫生决策中，选择了一种方案，必然放弃其他一些方案，在被放弃的方案中最好的一个方案的效益，就是所选择方案的机会成本。机会成本并非实际支出，不计入账册，只是在评价和决策时作为参考依据。

(2)边际成本：指增加一单位的产量所要增加的成本量，即总成本对应于总产量的变化率。

(3)沉没成本：指过去的规划已支付的成本，与目前要进行的决策无关。

(二)护理成本核算

成本核算是提高医疗卫生单位经济管理水平的重要手段，通过实行成本管理，可以使有限的卫生投入，依靠技术进步、科学管理和结构调整，来降低成本，提高效率，向社会提供更好的医疗卫生服务。

1.护理成本核算的作用

(1)成本核算是降低医疗护理成本的有效途径：通过护理成本核算，可以明确为患者服务过程中实际消耗的护理人力、物力和财力，真实地反映护理资源的耗费，从而提出最有效的护理方案，以降低护理成本，减轻患者负担，达到以较低的成本提供较高质量服务的目的。因此，加强护理成本核算和成本分析，对节省护理资源、降低卫生费用有重要意义。

(2)成本核算是确定护理服务价格的重要依据：护理服务价格是护理服务价值的货币表现，依据成本定价是医院得以维持并为人民提供医疗服务的保证。护理服务消耗需通过合理收费得到合理补偿，护理成本核算可为国家、卫生部门、医院制定合理护理价格提供准确依据。

(3)成本核算是评价护理工作效益的基础：护理服务成本的高低表示护理服务过程中耗费劳动量的大小，通过劳动耗费与劳动成果的比较，可以发现管理中的问题和薄弱环节，有利于促使医院不断挖掘和充分利用潜在力量，达到向管理要效益的目的。护理服务成本在很大程度上反映了护理服务的社会效益和经济效益，是反映医院工作质量的一个重要指标，成本核算同时也为评价卫生服务综合效益提供信息资源。

2.护理成本核算的原则

成本核算的目标是努力提供实际成本信息。要提高成本信息的质量，发挥成本核算的作用，必须遵循以下原则。

(1)按实际成本计价的原则：护理成本必须正确反映实际发生的经济资源耗费，成本计算应当按实际发生额核算成本，不得以估价成本、计划成本代替。

(2)分期核算原则：成本核算应与整个会计分期一致，分别核算各期成本，以确认成本发生的时间和分配时间，一般按月进行，同一项成本，计算期内核算的支出、收入和起止日期必须一致。

(3)权责发生制原则：这一原则是按收益原则正确进行成本计算的基础，凡是应由成本负担的支出，不论是否在本期支付，都应计入本期成本。本期支付应由本期和以后各期负担的费用，应按一定标准分别计入本期和以后各期；凡是不应由本期成本负担的费用，即使在本期支付，也不应计入本期成本。

(4)一致性原则：成本核算时各种成本费用的计价方法、固定资产折旧方法、成本核算的对象、成本计算项目、间接费用的分摊方法等，前后会计期间必须保持一致，不得随意更改，这样才能具有可比性。

(5)重要性原则：指在成本核算过程中应基于管理的要求区分主次，对于那些对成本有重大影响的内容和项目，应重点处理，力求简洁；对无重大影响的成本，可简化处理，以提高效率。

3.护理成本核算的内容

(1)护理人力成本：包括各级护理人员的工资、奖金及补贴。

(2)材料成本：主要指护理过程中消耗的卫生材料和低值易耗品的消费。

(3)设备成本：固定资产折旧及大修费。

(4)药品成本：护理过程中使用的药品费用。

(5)作业费：公务费、卫生业务费、供应消毒费、洗涤费。

(6)行政管理费。

(7)教学及研究费用。

4.护理成本测算方法

(1)项目法：项目法是以护理项目为对象，归集费用与分配费用来核算成本的方法，如一级护理中更换床单、口腔护理、预防压疮等护理成本的核算。制定计算护理项目成本可以为指定和调整护理收费标准提供可靠的依据，也可以为国家调整对医院的补贴提供可靠依据。但是项目法不能反映每种疾病的护理成本，也不能反映不同严重程度疾病的护理成本。

(2)床日成本核算：护理费用的核算包含在平均的床日成本中，护理成本与住院时间直接相关，床日所包含的服务内容虽有一定的差别，但一般常规性服务项目都包含在内，这种方法并未考虑护理等级。

(3)相对严重度测算法：将患者的疾病严重程度与利用护理资源的情况相联系。

(4)患者分类法：以患者分类系统为基础，测算护理需求或工作量的成本核算方法，根据患者的病情程度判定护理需要，计算护理点数及护理时数，确定护理成本和收费标准。

(5)病种分类法：病种分类法是以病种为成本计算对象，归集预分配费用，计算出每一病种所需护理照顾的成本的方法。以病种服务收费是将全部的病种按诊断、手术项目、住院时间、并发症和患者的年龄、性别分成病种组，对同一病种组的任何患者，无论实际住院费用是多少，均按统一的标准对医院补偿。

(6)综合法：即计算机辅助法，结合患者分类系统及疾病诊断相关分类法(DRGs)分类，应用计算机技术建立相应的护理需求标准实施护理。

二、预算管理

(一)预算相关概念

预算就是计划，是经营决策所确定的具体目标，通过有关数据集中而系统地反映出来就是预算，预算控制是通过预算形式对企业未来经营活动发生的成本、费用、收入、利润等加以干预、协调和指导的过程。

1.预算的分类

(1)操作预算：操作预算是由日进出量得到年收入与支出的计划，如果显示收入大于支出，意味着 1 年有望获利；如果是以盈利为目的的医院，那么一些利润将以股息的形式支付给股东，至于非营利的医院赚得的利润将用来更换设备、修缮旧建筑或扩大服务范围。

操作预算中的收入从医疗保险、医疗补助、其他个人保险、自费医疗和捐助中获得。操作预算也是每个部门经营的计划。

(2)零基预算：零基预算是发生的任何一笔预算收支，都必须以零为起点，从根本上去考虑他们的必要性和规律。这样能使所编制的预算数字更切合当期的实际情况，从而使预算充分发挥其控制实际收支的作用。

(3)长期预算：长期预算是管理者建立的长远计划。操作预算只是对第 2 年的详细计划，而医院的许多部门需要一个长期计划，其可以是未来的 3 年、5 年或 10 年的规划。通常长期预算不必很详细。

(4)项目预算：项目预算是分析特定项目的预算，一般用于发展新项目或对现有项目的检测，项目预算不仅仅是对第 2 年的收入与支出的计划，其目的是做决定，即是否采用此新项目。即使是基本项目，也面临如何选择的问题。通常，特定项目的预算是长期预算的结果，项目预算经常跨越几个部门，他们必须由几个主要部门组成的委员会来决定。

(5)资金预算:卫生保健机构项目的许多花费需要 1 年多的时间,这些被称为资金花费,在整个项目前不必考虑,也不会影响整个项目的预算,资金预算只需与一个部门或单元关联,可能是已有项目的一部分,但资金花费经常涉及特定目的的大量资金。资金项目着眼于投资,资金预算可以超出现金,用更广的视角看待成本与利润,可考虑到给组织带来的一般利益,为了机构生存,管理者必须知道哪些会有利润,哪些会亏损,要有足够的营利活动去弥补那些亏损。

(6)产品线预算:卫生保健机构的预算部门主要着眼于科室或部门,如放射科、营养科、护理部等分别制定自己部门的预算。在实施部门预算的时候,卫生保健机构已开始了产品线预算。产品线是指一群具有共同特征可以归类的患者,如同一诊断的患者。

(7)现金预算:现金是机构的活力,机构的生存依赖于持有足够的现金,使其能满足支出的需要。操作预算注重于机构的收入和支出,如果机构亏损,将会反映在操作预算上,但是,即使没有亏损,机构也可能面临现金危机。组织的现金花费是很普遍的,如工资通常按月、双周或周支付,但现金收入如果因患者账单或其他原因在某些部门拖延,即使机构盈利,也逐渐用完现金,而且这种情况会随着患者的增多而日益严重。

另一现金问题与主要资金费用有关,仅 1 年的资金花费可以在操作预算中表示来年的花费,比如机构预算增加 1 000 万元的设备,预算寿命为 20 年,那么每年花费 1/20,也就是每年有 50 万元作为折旧费在操作预算中,但这 1 000 万元必须以用现金支付才能建成,结果将比操作预算中多花费 950 万元。

(8)绩效预算:绩效预算是一种根据成本中心所取得的成就,以及取得此成就所需的成本来评估中心活动的预算方法。它是一种以具体设计来评估成本中心复合成果的预算方法,而不是一种单一的预算产出。

2.预算方法

(1)预算准备的合适时间:管理者经常遇到这样的问题:何时做预算?做的频率如何?这个问题随预算种类而定,有些只做 1 次,有些 10 年做几次,有些 1 年 1 次。

一次预算:有些特殊目的预算,只需准备 1 次,项目预算是在机构提供新服务、新项目评估时必须考虑的,预算项目对于给定项目一般只用 1 次,如果项目被拒绝,就没必要定时回顾了,如果被采用,则需要定时回顾,并比较实际的预算和结果。

很少做的预算:长期预算一般很少做,这种预算会跨越 5 年或 10 年,虽然一些机构每年都会做调整,但预算的主题在这几年内仍不改变,以保持其计划执行的稳定性。长期预算每年还需回顾一下是否有没预料到的情况出现,以便及时修正计划。长期预算比项目预算简略,所以没必要像项目预算那么长的时间准备,但它不是只与一个部门、科室项目有关,而是关于机构为什么存在和其发展方向这些核心问题,如果机构确定发展方向有困难,将要花费几个月的时间使机构和雇员对计划意见达成一致。

年度、月度预算:操作、资金、现金、进展预算均是这种,每年都必须做,但也有必要把年度预算分成几个短的时期控制成本,如果把科室、部门、机构作为一个整体,等到年底做预算时就很不方便,因为到年底很多问题已经出现,应该在中途及时发现并改正;也有些问题虽然可以在来年预算中改正,但到那时只能等到来年年底才能知道是否成功,所以月度预算对控制运行很重要。

连续预算:一个系统中常注重于操作和现金的年度预算,实际上,如果预算做的烦琐些,一些弱点就可以克服,连续预算是每个月做来年这个月的预算,比如知道了 1 月的实际结果,就可在 2 月中或 2 月底做来年 1 月的预算。连续预算与传统年度预算相比,有 4 个问题能被解决,即对预算的态度、时间的管理、预算的精确性和对将来的把握。

(2)态度:许多管理者发现预算与他们的工作相去甚远。预算 1 年 1 次,与日常工作有很大的不同,需要用几周或更多时间去完成明年的预算,因此很不情愿面对。但是,如果将预算建立在每个月计划的基础上,使它成为正常工作的一部分而不是插入部分,管理者就不会觉得繁重。

(3)时间管理:时间问题与态度问题息息相关。在连续预算中,有很多事要做,整整 1 年庞大的计划被摆出来,如果 1 个月中有几天不工作,这个月里就没有什么重大的进展,1 个月有几周不工作就有很多事要被拖延,要花几个月的努力赶上。所以在预算中时间管理很重要,不可使预算任务在拖延中变得繁重。

(4)精确性:在今年 7 月过去时做明年 7 月的预算,可使明年 7 月的预算更实际、精确地反映七月的状况。连续预算发展的月预算并不是最终批准的预算,每年要做 1 次协商和改进。

(二)护理预算目的及程序

预算对于大医院或小的医疗机构都很重要,无论是卫生管理机构、社区、医院还是养老院的护理管理人员,都需要进行预算及掌握预算技巧。

1.预算的目的

(1)有效运用资源:财务管理者曾经尝试给护理部和科室提供预算,护理管理者只要被告知自己需要雇佣多少护士,需要花费多少就可以,然而,这种方法提供预算注定要失败,因为财务管理者不是能监控、影响护理的因素,然而,护士由于直接统计疾病种类的变动和护理技术的改变,并要知道医生要进一步治疗还是终止,知道哪些患者需要住院多长时间,因此,只有工作在护理部或科室的护士才可以合理评估所需的护理资源。

(2)提供管理绩效评价的标准:预算是各部门、各职工要努力达到的标准,也是评定和考核业绩的依据。预算并非与临床工作相隔离,相反,预算常常直接面对临床护理工作量及工作方式,在护士为患者制订护理计划时,同样应把预算作为计划贯穿于临床护理中,考虑应提供什么样的临床护理,只有这样才能使每一例患者都受益。

(3)提供管理的功能:预算可以使护理部更好地计划自己的活动和控制成本,并在财政范围内提供尽可能好的服务。预算是护理管理者的一种工具,使管理者将资源更好地服务于患者,避免浪费,管理者必须了解预算项目及过程,才能建立合理、可行、有效的预算。预算中制定的数量目标就是工作中应控制的标准,在预算执行过程中,管理者要关注于预算过程而不是完成一份标准的表格。

(4)提供沟通的功能:预算使管理者必须先做计划,让他们提前注意到问题和机会,有足够的时间应对。预算可以使科室及部门之间更高效地合作,避免重复劳动并及时共享重要的信息。通过编制预算可以正确处理各部门之间的关系,协调他们的工作。

(5)作为决策的基础:医院编制各种预算就是制定各种具体目标,编制全面预算就是制定全部计划的总目标。预算实质上是反映管理部门和职工的期望。因此,编制预算的过程也是制定和明确目标的过程。同时,通过预算平衡,可以把各个部门的工作有机结合起来,统一于一个共同的奋斗目标中，从而有目的、有计划地安排好各项工作。

2.编制预算的程序

编制预算的程序概括起来有两种类型：一种是自上而下的由各级领导编制，最后让下级部门执行的工作程序；另一种是最先由最低层编制自身的预算，然后交上级审查，反复修改平衡后交最高领导批准的自下而上的工作程序，这种编制预算的程序叫作“自我参与预算”，西方企业大部分采用“自我参与预算”的程序，因为，这种预算受到广大职工的欢迎和支持，容易贯彻执行，能较好地完成预算确定的各项目标和任务。为了更好地完成编制预算的工作，西方大中企业还成立了专门的预算指导机构，即预算委员会。预算委员会由各部门负责人参加，财务副总经理等高级会计领导人主管，委员会负责各部门预算的协调工作，解决冲突，作出决定。医院编制预算的程序具体分为以下几步。

(1)预算期前，医院最高领导人提出战略，这是各级、各部门编制预算的标准。

(2)在预算期前一定时间(一般为 1 个月)，由各基层部门主管人员根据战略目标和员工意见做出详细的部门预算。

(3)部门领导人审定所属机构的预算，并在预算期前报预算委员会。

(4)预算委员会审查各部门的预算，经过反复协调和平衡后汇编全面预算，并报最高领导人审批。

(5)在临近预算期，企业最高领导人把审批的全面预算交预算委员会，并分别下达到所属各部门贯彻执行。

(三)绩效预算

绩效预算可根据成本中心所取得的成就及所花费的成本来评估成本中心的活动。它是一种以具体设计来评估组织成果的预算方法，通过绩效预算可以更好地理解资源投入与产出水平以及质量三者之间的关系。绩效预算是护理管理者应掌握的一种重要工具。

传统意义上说，预算主要强调的是部门或成本中心使用的资源，如护士的数量和工资、一次性使用物品的价格和消耗、护理培训教育费用等医院为了达到目标所需要的资源投入。绩效预算将注意力从计划要使用的资源转移到达到的目的上。绩效预算的步骤如下。

1.辨明成本中心的绩效领域

绩效领域是指科室的目标或所要达到成果的领域，在开发绩效领域时，管理者应当考虑许多问题，比如：需要测量哪些重要目标？护士长应掌握哪些绩效因素？哪些绩效还未掌握？护士长如何最有效地利用工作时间？护理人员如何最有效地利用工作时间？常见的绩效领域包括护理质量、患者满意度、工作人员满意度、生产率和创新。

进行绩效预算首先应了解目标管理，目标管理是一种预算技术。当管理者及其下属制定并认同了一组目标，这组目标将被视为绩效测量的基础，目标管理要求给每位护士长一套具体的、可测量的目标，这些目标代表了管理者的业绩，并非整个医院的业绩。护理管理人员必须努力地为护理单元工作，配置员工，控制成本，提高生产率，改善患者和员工的满意度，革新和进行长期规划，这些都是护理管理者和医院的一些关键绩效领域。

2.评估现行成本中心的项目预算

绩效评估可用来评估成本中心的操作预算成本，在一个护理单元里这种预算包括下列一些项目的成本，如护理管理人员的工资、临床护理人员的工资、教育培训费和低值易耗品费用等。

3.决定每一绩效领域中资源的应用分配比例

通过开发资源分配模型，能够使管理人员去思考哪些是工作中真正重要的部分，以及他们的重要程度，例如，患者的满意度对医院非常重要，那么管理人员就必须思考在提高患者满意度方面，是否投入了足够的时间和精力。因此，护理管理人员进行提高患者满意度这一绩效预算时，在资源的分配上，就应考虑自身投入多少时间、护士投入多少时间，以及其他资源投入多少。

由于资源的有限性，为了达到预期目标，护理管理者将决定如何来分配资源，总投入将按照一定比例投到不同的绩效领域，如在护理质量管理上需投入多少资源。此外，每种资源都根据不同需要进行分配，例如，护士长将其时间 5%，临床护士时间的 35%和低价易耗品的 90%用于患者的直接护理。资源的分配应以医院工作重点为基础，但最初进行绩效预算时，管理者可根据历史信息来决定资源的分配。信息可以通过两种途径获得：一是让所有护理人员对几个星期的工作时间进行记录；二是让他们对自己的工作时间进行一个恰当的估计。一旦绩效预算完成了，护理管理人员就能获得更多的信息，同时也能做出更明确的选择，以更有效的方式重新分配资源。

4.将中心的预算成本按比例分配到各自的绩效领域中去

一旦决定了每种资源应用到每一绩效领域的百分比，接下来就必须计算有多少资金将被用于每一绩效领域。方法为：用每一被分配到对应绩效领域项目的百分比乘以预算中心该项目的资金总数。例如，若护理管理人员的薪水是 50 000 元，其工作时间的 10%用于改善护理质量，那么花在质量管理上的资金就是 5 000 元，如果此单位的护理人员总共赚了 500 万元，他们花了自己 5%的时间去改善质量，那么就有另外 25 000 元被用于改善质量，最终用于质量提高这一绩效领域的总成本为 30 000 元。

5.为每一绩效领域选择绩效测量法，确定各部门的目标成本

不同绩效领域可以有不同的绩效测量方法，护理管理者根据所选测量法来决定各部门每一目标的预算成本。例如，护理管理人员要以给药错误的次数来测量护理质量提高的效果，假设该绩效预算要达到减少 30 次的给药错误，上面提到的 30 000 元被计划用于质量提高，那么可以说减少每例给药错误的预算为 1 000 元，第 2 年的绩效预算仍需要这样一笔资金，以确保护理质量保持在这一水平上。

我们需要选择合适的绩效领域，选择适当的绩效测量方法，从而使护理管理人员明确每一关键领域中工作的完成情况，明确领域达到的各项目标，例如，绩效预算要确定究竟会减少多少次给药差错；还要确定未达到这一目标究竟需要投入多少。所以，为达到减少给药差错这一目标，就要对护理人员投入的时间进行预算，这样才能使目标与资源投入相匹配。

第二章　内科常见疾病的护理

第一节　急性呼吸道感染

一、急性上呼吸道感染患者的护理

急性上呼吸道感染是鼻腔、咽、喉部急性炎症的统称，是呼吸道最常见的感染性疾病。大多数由病毒引起，少数由细菌所致。

本病全年皆可发病，冬、春季节多发，病原体主要通过飞沫传播，也可由于接触被病毒污染的用具而传播。多数为散发性，在气候突变时可造成流行。由于病毒的类型较多，人体对各种病毒感染后产生的免疫力较弱且短暂，病毒间又无交叉免疫，并且在健康人群中有病毒携带者，故一个人一年内可能会多次发病，尤其是年老体弱、呼吸道有慢性炎症者更易患病。

（一）病因与发病机制

急性上呼吸道感染70%～80%由病毒引起，主要有鼻病毒、流感病毒（甲、乙、丙三种类型的流感病毒）、副流感病毒、呼吸道合胞病毒、腺病毒、孤儿病毒、柯萨奇病毒、麻疹病毒、风疹病毒等。少数由原发或继发细菌感染引起，常见致病菌为溶血性链球菌，其次为流感嗜血杆菌、肺炎球菌和葡萄球菌等，偶见革兰氏阴性杆菌。

当有受凉、淋雨、过度疲劳等诱发因素，使全身或呼吸道局部防御功能降低时，原已存在于上呼吸道或从外界侵入的病毒或细菌可迅速繁殖，引起发病，尤其是年老体弱者或有慢性呼吸道疾病，如鼻旁窦炎、扁桃体炎者更易患病。

（二）临床表现

1.症状和体征

（1）普通感冒：俗称“伤风”，又称急性鼻炎或上呼吸道感染，以鼻咽部感染症状为主要表现。潜伏期短（1～3天），起病较急。初期有咽干、喉痒，继之打喷嚏、鼻塞、流清水样鼻涕，2～3天后分泌物变稠。可伴咽痛，有时由于耳咽管炎使听力减退，也可出现流泪、声音嘶哑、味觉迟钝、咳嗽或咳少量黏液痰等。一般无发热及其他全身症状，或仅有低热、轻度头痛、全身不适等症状。检查可见鼻腔黏膜充血、水肿、有分泌物，咽部轻度充血。如无并发症，一般5～7天后痊愈。

（2）病毒性咽炎和喉炎：急性病毒性咽炎表现为咽部发痒和灼热感，疼痛不持久，也不突出。当有吞咽疼痛时，常提示有链球菌感染，偶有咳嗽，可有发热和乏力。体检咽部明显充血和水肿，颌下淋巴结肿大且有触痛，腺病毒感染时可伴有眼结膜炎。急性病毒性喉炎常有发热，临床特征为声嘶、说话困难，咳嗽、咳痰时喉部疼痛，体检可见喉部水肿、充血，局部淋巴结轻度肿大和触痛，可闻及喘息声。

(3)细菌性咽炎、扁桃体炎：起病急，咽痛明显，吞咽时加剧，伴畏寒、发热，体温可达39℃以上。体检咽部充血明显，扁桃体充血肿大、表面有黄色点状渗出物，颌下淋巴结肿大，有压痛，肺部无异常体征。

2.并发症

急性上呼吸道感染可并发急性鼻窦炎、中耳炎、气管支气管炎。部分患者可继发风湿热、肾小球肾炎、病毒性心肌炎等。

（三）实验室及其他检查

(1)血常规检查：病毒感染时白细胞计数正常或偏低，淋巴细胞比例升高。细菌感染时白细胞计数可偏高，中性粒细胞增多伴核左移。

(2)病毒和细菌的检测：根据需要对病毒和(或)病毒抗体进行检测，以判断病毒的类型，区别病毒和细菌感染。细菌培养可判断细菌类型和进行药敏试验。

（四）治疗要点

急性上呼吸道感染不仅传染性强，而且可引起严重并发症，必须积极预防和治疗。治疗原则为对症处理、病因治疗和中医治疗。

(1)对症治疗：重点是减轻症状，缩短病程和预防并发症。应用解热镇痛药，如复方阿司匹林、对乙酰氨基酚等。

(2)病因治疗：细菌感染时常选青霉素类、大环内酯类、头孢菌素类等药物。病毒唑(利巴韦林)、阿昔洛韦等对某些病毒有一定疗效。

(3)中药治疗：中成药板蓝根冲剂、清热宁等。

（五）护理评估

1.健康史

主要评估有无受凉、淋雨、过度疲劳等使机体抵抗力降低等情况，应注意询问患者本次起病情况，既往健康情况，有无呼吸道慢性疾病史等。

2.身体状况

个体的主要症状和体征差异大，根据病因不同可有不同类型，各型症状、体征之间无明显界限，也可互相转化。主要评估患者的症状和体征，并密切注意进展程度。如是否有咽部不适感、发热、咳嗽、咳痰、疼痛、水及电解质失衡等。尤其要注意，对发热患者的体温、持续时间、伴随症状以及用药情况应进行详细的评估。

3.实验室检查

血常规检查、细菌培养、病毒和(或)病毒抗体的测定，是细菌或病毒感染及其类型的常用检查方法。

4.心理社会资料

患者常因发热、全身酸痛而不能很好地休息，表现为疲惫不堪、情绪低落。青年人对疾病轻视，不能及时就诊，易致病情延误而使感染向下蔓延，病情加重。上呼吸道感染的患者虽然症状明显，但经休息和（或）治疗很快痊愈，一般不影响生活和工作，患者心理上比较轻松。

（六）常用护理诊断

（1）不舒适：与急性病毒或细菌感染中毒有关。

（2）体温过高：与病毒和（或）细菌感染有关。

（七）护理目标

（1）患者躯体不适缓解，日常生活不受影响。

（2）体温恢复正常。

（八）护理措施

（1）休息与营养：①休息。适当休息，不要过度活动，发热患者应卧床休息，保持室内空气流通，调节适宜的温度、湿度。②营养。患者常有食欲不振、消化不良的症状，故应给予清淡、易消化的高热量、高维生素、低脂肪的流质或半流质饮食，摄入足够的水分，以补充出汗等消耗，维持体液平衡。

（2）降温：当患者体温超过 39℃时可进行物理降温，如头部冷敷、温水或酒精擦浴、4℃冷盐水灌肠等。必要时遵医嘱应用药物降温，观察并记录降温效果。患者寒战时可用热水袋保暖。退热时患者常大汗淋漓，应及时擦干汗液，更换衣服及被褥。

（3）病情观察：每 4 h 测体温、脉搏、呼吸 1 次并记录，观察患者发热程度和热型。

（4）用药护理：发热伴头痛、全身酸痛者，可遵医嘱服用阿司匹林、去痛片（索米痛片）、感冒清冲剂等解热止痛药；鼻塞、流涕用 1%麻黄素滴鼻；咳嗽时给予溴己新；咽痛、声嘶用淡盐水含漱或消炎喉片含服，局部雾化治疗。遵医嘱给予抗生素或抗病毒药物治疗，防治感染并注意观察药物疗效。

（九）健康教育

（1）加强体育锻炼，坚持耐寒训练，增强体质。

（2）避免受凉、淋雨、过度疲劳等诱发因素，吸烟者应戒烟。

（3）在流行季节尽量少去公共场所，注意隔离患者，防止交叉感染；室内用食醋加热熏蒸，每日 1 次，连用 3 天；流感疫苗行鼻腔喷雾；也可用贯众、板蓝根、野菊花、桑叶等草药熬汤饮用。

（4）恢复期若出现眼睑水肿、心悸、关节痛等症状，应及时诊治。

二、急性气管支气管炎患者的护理

急性气管支气管炎是病毒或细菌等病原体感染所致的支气管黏膜炎症，为婴幼儿时期的常见病、多发病，往往继发于上呼吸道感染之后，也常为肺炎的早期表现。临床上以咳嗽伴（或不伴）有支气管分泌物增多为特征。

（一）病因与发病机制

感染是最主要的病因，过度劳累、受凉是常见的诱因。

（1）感染：引起本病的病毒有腺病毒、流感病毒、呼吸道合胞病毒、副流感病毒；细菌有流感嗜血杆菌、肺炎链球菌、链球菌、葡萄球菌等。病毒和细菌可以直接感染气管支气管，也可先侵犯上呼吸道，继而引起本病。近年来由支原体和衣原体引起者逐渐增多。

（2）物理、化学刺激：吸入冷空气、粉尘、刺激性气体或烟雾（如二氧化硫、二氧化氮、氨气、氯气、臭氧等)等可以引起气管支气管黏膜的急性炎症。

(3)变态反应:引起气管和支气管变态反应的常见变应原包括花粉、有机粉尘、细菌蛋白质、真菌孢子以及在肺内移行的钩虫、蛔虫的幼虫。

(二)病理

黏膜充血是早期改变,接着出现脱屑、水肿、黏膜下层白细胞浸润和黏稠或黏液脓性分泌物产生。支气管纤毛、巨噬细胞和淋巴管的防御功能障碍,细菌侵犯正常情况下无菌的支气管,继而细胞碎片以及黏液脓性分泌物积聚、支气管壁水肿、分泌物潴留以及某些患者的支气管平滑肌痉挛,可致气道阻塞。

(三)临床表现

急性感染性支气管炎往往先有急性上呼吸道感染的症状,如鼻塞、流涕、咽痛、声嘶等。剧烈咳嗽通常是支气管炎出现的信号,开始时干咳无痰,但几小时或几天后出现少量黏痰,稍后出现较多的黏液或黏液脓性痰,明显的脓痰提示多重细菌感染。有些患者有烧灼样胸骨后痛,咳嗽时加重。在无并发症的严重病例中,发热(38.3~38.8℃)可持续数天,随后急性症状消失,持续发热提示合并肺炎。如迁延不愈,日久可演变为慢性支气管炎。

无合并症的急性支气管炎几乎无肺部体征,或可闻及散在的高调或低调的干啰音,偶可在肺底部闻及捻发音或湿啰音,尤其在咳嗽后,常可闻及哮鸣音。

(四)实验室检查

(1)血液检查:病毒感染时白细胞计数多正常;细菌感染时白细胞计数和中性粒细胞比例增高。

(2)痰涂片或培养可发现致病菌。

(3)X线检查多无异常,或仅有肺纹理增粗。

(五)治疗要点

治疗原则是止咳、祛痰、平喘和控制感染。

(1)一般治疗:休息、保暖、多饮水,保证足够的营养物质供给。

(2)对症治疗:主要是止咳、祛痰、平喘,以减轻患者的不适。①发热时可服用阿司匹林0.3~0.6 g,或消炎痛(吲哚美辛)25 mg,每日3次。②咳嗽频繁且无痰时,可服用咳必清(喷托维林)25 mg,每日3次。③痰黏稠不易咳出时,可口服必嗽平(溴己新)16 mg,每日3次。④伴哮喘时可口服氯茶碱0.1~0.2 g或舒喘灵(沙丁胺醇)2~4 mg,每日3次。

(3)病因治疗:细菌感染时常选用青霉素类、大环内酯类、头孢菌素类等药物。病毒唑(利巴韦林)、阿昔洛韦等对某些病毒有一定疗效。

(六)护理评估

1.健康史

主要评估有无淋雨、受凉、过度劳累等诱发因素,询问患者有无急性上呼吸道感染史。

2.身体状况

(1)咳嗽:评估咳嗽性质、音色、持续的时间。干咳多见于急性上呼吸道感染,常伴有发热;注意咳嗽的伴随症状,如疲乏、失眠、注意力不集中等。

(2)咳痰:痰液的色、质、量、气味等因病因不同而异。支气管炎咳白色泡沫样痰或黏痰,感染加重时咳黄脓痰；由于夜间睡眠后，管腔内积聚痰液，加之副交感神经兴奋，支气管分泌物增加，起床后或体位改变时可刺激排痰，故清晨排痰常较多。

3.实验室和其他检查

病毒感染时白细胞计数增多；细菌感染时白细胞计数和中性粒细胞增多。

4.心理社会资料

急性支气管炎患者常因咳嗽、咳痰等身体不适，有紧张、急躁、烦躁等心理反应。

（七）常用护理诊断

（1）清理呼吸道无效：与呼吸道感染、痰液多而黏稠有关。

（2）体温过高：与呼吸道感染有关。

（八）护理措施

1.休息与营养

（1）休息：适当休息，不要过度活动，发热患者应卧床休息，保持室内空气流通，调节适宜的温度、湿度。

（2）营养：患者常有食欲不振、消化不良，故应给予清淡、易消化的高热量、高维生素、低脂肪的流质或半流质饮食，摄入足够的水分，以补充出汗等消耗，维持体液平衡。

2.观察

观察患者咳嗽与咳痰的性质、持续时间、咳痰的量，观察、记录发热患者的体温变化，同时观察患者面色、呼吸、脉搏、血压变化。

3.对症护理

当患者体温超过 39℃时可进行物理降温。

（九）健康教育

（1）加强体育锻炼，坚持耐寒训练，增强体质。

（2）避免受凉、淋雨、过度疲劳等诱发因素，吸烟者应戒烟。

（3）就医指导。告知患者在药物治疗后症状不能缓解，或出现其他不适时应及时就诊。

第二节　胃　　炎

胃炎是指不同病因所致的胃黏膜炎症，常伴有上皮损伤和细胞再生，是常见的消化道疾病之一。按临床发病缓急和病程长短，一般将胃炎分为急性胃炎和慢性胃炎两大类型。

一、急性胃炎

急性胃炎是指由多种病因引起的急性胃黏膜炎症。其主要病理改变为胃黏膜充血、水肿、糜烂和出血，病变可局限于胃窦、胃体或弥漫分布于全胃。

急性胃炎主要包括如下几种：①幽门螺杆菌（helicobacter pylori，HP）感染引起的急性胃炎。健康志愿者吞服幽门螺杆菌后的临床表现、内镜表现及胃黏膜活检病理组织学均显示急性胃炎的特征，但由于一过性的上腹部症状多不为患者注意，临床上很难诊断幽门螺杆菌感染引起的急性胃炎，如不给予抗菌治疗，幽门螺杆菌可长期存在并发展为慢性胃炎。②除幽门螺杆菌之外的病原体感染引起的急性胃炎。由于胃酸的强力抑菌作用，除幽门螺杆菌外的细菌很难在胃内存活而感染胃黏膜，但在机体抵抗力下降时，可发生各种细菌、真菌、病毒所引起的急性感染性胃炎。③急性糜烂出血性胃炎。由各种病因引起的，以胃黏膜多发性糜烂为特征的急性胃黏膜病变，常伴有胃黏膜出血，可伴有一过性浅表溃疡形成，临床最常见。

（一）病因与发病机制

许多因素均可引起急性糜烂出血性胃炎，常见的包括以下几种。

(1)药物：最常引起胃炎的药物是非甾体消炎药（NSAID），如阿司匹林、吲哚美辛等，发病机制可能是这类药物能抑制前列腺素的合成；氯化钾口服液、铁剂可刺激胃黏膜引起浅表损伤；酒精有亲脂和脂溶性，可破坏胃黏膜屏障；其他的还有激素类药物等可引起胃黏膜糜烂出血。

(2)急性应激：各种严重的脏器病变、严重创伤、大面积烧伤、大手术、颅脑病变和休克，甚至精神心理因素等均可引起胃黏膜糜烂、出血，严重者发生急性溃疡，并可导致大量出血，如烧伤所致者称柯林（Curling）溃疡，中枢神经系统病变所致者称 Cushing 溃疡。虽然急性应激引起急性糜烂出血性胃炎的发病机制尚未完全明确，但多数认为在上述情况下，应激的生理性代偿功能不足以维持胃黏膜微循环正常运行，使胃黏膜缺血、缺氧、黏液分泌减少和局部前列腺素合成不足等，导致胃黏膜屏障破坏和 H^+ 反弥散进入黏膜，引起胃黏膜糜烂和出血。

(3)胆汁反流：幽门括约肌功能失调或胃手术后，胆汁反流入胃。胆汁中的卵磷脂和胰液中的磷脂酶 A 作用形成溶血卵磷脂，有很强的黏膜损伤作用，可破坏胃黏膜屏障，引起黏膜糜烂。

(4)酒精：酒精具有亲脂性和溶脂性，可破坏黏膜屏障，引起上皮细胞损害、黏膜出血和糜烂。

（二）病理

本病典型损害是多发性糜烂和浅表性溃疡，常有簇状出血病灶，可遍布全胃或累及其一部分，最常见于胃底。显微镜检查见胃黏膜上皮失去正常柱状形态而呈立方形或四方形，并有脱落，黏膜层有多发局灶性出血坏死。有中性粒细胞群聚于腺体周围而形成小脓肿，亦可见毛细血管充血及血栓形成。

（三）临床表现

不同病因所致者临床表现有所不同。急性单纯性胃炎一般起病较急，在进食污染食物后数小时至 24 h 发病。其表现为上腹部不适、隐痛、食欲减退、恶心、呕吐等，伴有肠炎者有腹泻，常有发热。急性糜烂性胃炎起病前多无不适，或仅有消化不良的症状，但常为原发病掩盖。通常以上消化道出血为主要表现，一般出血量较少，呈间歇性，可自止，但也可发生大出血引起呕血和（或）黑便。急性腐蚀性胃炎可出现口腔、咽喉、胸骨下端及上腹部剧烈疼痛，常伴吞咽困难、恶心与频繁呕吐。急性化脓性胃炎以全身脓毒血症和急性腹膜炎为主要表现，常有上腹剧痛、寒战、高热、上腹肌紧张和明显压痛。

（四）实验室及其他检查

(1)粪便检查：粪便隐血试验阳性。

(2)胃镜检查：因病变（特别是非甾体消炎药或酒精引起者）可在短期内消失，胃镜检查一般应在大出血后24～48 h内进行，镜下可见胃黏膜多发性糜烂、出血灶和浅表溃疡，表面附有黏液和炎性渗出物。

(五)治疗要点

针对病因和原发疾病采取防治措施。处于急性应激状态者在积极治疗原发病的同时，应使用抑制胃酸分泌或具有黏膜保护作用的药物，以预防急性胃黏膜损害的发生，药物引起者须立即停用。常用H_2受体拮抗剂、质子泵抑制剂抑制胃酸分泌，或硫糖铝和米索前列醇等保护胃黏膜。

(六)护理评估

1.健康史

主要询问以下几点。①有无服用非甾体消炎药如阿司匹林、吲哚美辛等损害胃黏膜的药物。②有无不良的饮食习惯，包括喜食过冷、过热、过于粗糙的食物、偏好高盐饮食、酗酒、饮浓茶和咖啡等。③有无严重脏器疾病、接受过大手术、大面积烧伤、休克等病史。

2.身体状况

(1)起病急缓及病情轻重。

(2)消化系统表现有无上腹饱胀、隐痛、恶心、呕吐、食欲减退、嗳气，有无呕血、黑粪等情况。

3.实验室及其他检查

主要评估以下几点。①血液白细胞计数和分类。②大便隐血试验的结果。③胃镜检查有无胃黏膜糜烂、充血和水肿等。

4.心理社会资料

主要评估以下几点。①疾病带来的情绪改变，轻症患者是否有满不在乎的心理；重症患者，特别是呕血和(或)黑粪患者有无紧张、焦虑等。②患者对治疗和护理的需求。③患者的性格特征，对疾病的心理应激反应，以及常采用的应对措施。

(七)护理措施

(1)评估患者对疾病的认识程度：鼓励患者对本病及其治疗、护理计划提问，了解患者对疾病病因、治疗及护理的认识程度，帮助患者寻找并及时去除诱发疾病因素，控制病情的进展。

(2)休息与活动：患者应注意休息，减少活动，对急性应激造成者应卧床休息。同时应做好患者的心理疏导，解除其精神紧张，保证身、心两方面得到充分的休息。

(3)饮食护理：进食应定时、有规律，不可暴饮暴食，避免辛辣刺激食物。一般进食少渣、温凉、半流质的饮食。如有少量出血可给牛奶、米汤等流质饮食以中和胃酸，有利于黏膜的修复。急性大出血或呕吐频繁时应禁食。

(4)用药护理：指导正确使用阿司匹林、吲哚美辛等对胃黏膜有刺激的药物，必要时使用制酸剂、胃黏膜保护剂预防疾病的发生。

(八)健康教育

疾病知识指导向患者及家属介绍急性胃炎的有关知识、预防方法和自我护理措施。根据患者的病因、具体情况进行指导，如避免使用对胃黏膜有刺激的药物，必须使用时应同时服用制酸剂；进食要有规律，避免过冷、过热、辛辣等刺激性食物及浓茶、咖啡等饮料，嗜酒者应戒酒，防止酒精损伤胃黏膜；注意饮食卫生，生活要有规律，保持轻松愉快的心情。

二、慢性胃炎

慢性胃炎是由各种病因引起的胃黏膜慢性炎症。慢性胃炎的分类方法很多,我国目前采用国际上新悉尼系统的分类方法,根据病理组织学改变和病变在胃的分布部位,结合可能的病因,将慢性胃炎分为慢性浅表性胃炎、慢性萎缩性胃炎和特殊类型胃炎3大类。慢性浅表性胃炎是指不伴有胃黏膜萎缩性改变、胃黏膜层见以淋巴细胞和浆细胞为主的慢性炎性细胞浸润的慢性胃炎,幽门螺杆菌感染是此类慢性胃炎的主要病因。慢性萎缩性胃炎是指胃黏膜已发生了萎缩性改变的慢性胃炎,常伴有肠上皮化生。慢性萎缩性胃炎又可再分为多灶萎缩性胃炎和自身免疫性胃炎两大类。特殊类型胃炎种类很多,由不同病因所致,临床上较少见,如感染性胃炎、化学性胃炎等。

慢性胃炎是一种常见病,其发病率在各种胃病中居首位。男性稍多于女性。任何年龄均可发病,但随着年龄增长发病率逐渐增高。自身免疫性胃炎在北欧多见,我国仅有少数个案报道。由幽门螺杆菌引起的慢性胃炎呈世界范围分布,其感染率在发展中国家高于发达国家,我国属于幽门螺杆菌高感染率国家,估计人群中幽门螺杆菌的感染率达40%～70%。幽门螺杆菌感染可几乎无例外地引起胃黏膜炎症,且感染后机体一般难以将其清除而变成慢性感染。

(一)病因与发病机制

1.幽门螺杆菌感染

目前认为幽门螺杆菌感染是慢性浅表性胃炎最主要的病因:①幽门螺杆菌具有鞭毛结构,可在胃内黏液层中自由活动,并依靠其黏附素与胃黏膜上皮细胞紧密接触,直接侵袭胃黏膜。②幽门螺杆菌所分泌的尿素酶,能分解尿素产生NH_3,中和胃酸,既形成了有利于幽门螺杆菌定居和繁殖的中性环境,又损伤了上皮细胞膜。③幽门螺杆菌能产生细胞毒素使上皮细胞空泡变性,造成黏膜损害和炎症。④幽门螺杆菌的菌体胞壁还可作为抗原诱导自身免疫反应。

2.饮食和环境因素

流行病学资料显示,饮食中高盐和缺乏新鲜蔬菜、水果与慢性胃炎的发生密切相关。长期的幽门螺杆菌感染,在部分患者可发展为慢性多灶萎缩性胃炎,但幽门螺杆菌感染者慢性多灶萎缩性胃炎的发生率存在很大的地区差异,如非洲、亚洲的印度和东南亚等地人群幽门螺杆菌感染率与日本、韩国、哥伦比亚等国相当甚至更高,但前者慢性多灶萎缩性胃炎的发生率却远低于后者。我国广东与甘肃比较也存在类似情况,这说明幽门螺杆菌感染本身可能不足以导致慢性浅表性胃炎发展为萎缩和肠化生,但却增加了胃黏膜对环境因素损害的易感性。

3.自身免疫

自身免疫性胃炎以富含壁细胞的胃体黏膜萎缩为主。壁细胞损伤后能作为自身抗原刺激机体的免疫系统而产生相应的壁细胞抗体和内因子抗体,破坏壁细胞,使胃酸分泌减少乃至缺失,还可影响维生素B_{12}的吸收,导致恶性贫血。

4.物理及化学因素

长期饮浓茶、烈酒、咖啡,食用过热、过冷、过于粗糙的食物,可损伤胃黏膜;服用大量非甾体消炎药可破坏黏膜屏障;各种原因引起的十二指肠液反流,因其中的胆汁和胰液等会削弱胃黏膜的屏障功能,使其易受胃酸-胃蛋白酶的损害。

（二）病理

慢性胃炎的主要组织病理学特征如下。

（1）炎症：表现为黏膜层以淋巴细胞和浆细胞为主的慢性炎症细胞浸润，幽门螺杆菌感染引起的慢性胃炎常见淋巴滤泡形成；当见有中性粒细胞浸润时表示有活动性炎症，称为慢性活动性胃炎，多提示存在幽门螺杆菌感染。

（2）萎缩：慢性炎症过程中出现胃黏膜萎缩，主要表现为胃黏膜固有腺体（幽门腺或泌酸腺）数量减少甚至消失，并伴纤维组织增生、黏膜肌增厚，严重者胃黏膜变薄。

（3）肠化生：萎缩常伴有肠化生，表现为胃固有腺体为肠腺样腺体所代替；当发生萎缩特别是伴有肠化生改变时，则称为慢性萎缩性胃炎。

慢性胃炎进一步发展，胃上皮或化生的肠上皮在再生过程中发生发育异常，可形成异型增生（又称不典型增生），表现为细胞异型性和腺体结构的紊乱，异型增生是胃癌的癌前病变。

不同类型胃炎上述病理改变在胃内的分布不同。幽门螺杆菌引起的慢性胃炎，炎症弥漫性分布，但以胃窦为重；多灶萎缩性胃炎的萎缩和肠化生呈多灶性分布，多起始于胃角小弯，逐渐波及胃窦，继而胃体；自身免疫性胃炎，萎缩和肠化生主要局限在胃体。

（三）临床表现

1.症状、体征

慢性胃炎病程迁延，进展缓慢，缺乏特异性症状，症状的有无及轻重与胃黏膜的病变程度并非一致。多数患者常无症状或有轻重不等的消化不良症状，如上腹不适，餐后较为明显，无规律性上腹隐痛、食欲不振、嗳气、返酸、恶心和呕吐等。严重萎缩性胃炎，尤其是自身免疫性胃炎患者可有厌食、贫血、消瘦、舌炎、腹泻等症状。少数患者可有少量上消化道出血，一般持续 3～4 日后自动止血，数月或数年后可再复发。体征多不明显，有时上腹部有轻微压痛。

2.心理状态

由于本病的病程呈慢性迁延，病情反复，症状时有时无，治疗效果欠佳，患者常出现紧张、不安、失眠、忧虑、焦急和情绪不稳定等心理反应，甚至产生“疑癌”心理，表现为情绪抑郁或低落、四处求医等。

（四）实验室及其他检查

（1）胃镜及胃黏膜活组织检查：最可靠的诊断方法，通过胃镜在直视下观察黏膜病损。慢性浅表性胃炎可见红斑（点状、片状或条状）、黏膜粗糙不平、出血点（斑）；慢性萎缩性胃炎可见黏膜呈颗粒状、黏膜血管显露、色泽灰暗、皱襞细小。两种胃炎皆可见伴有糜烂、胆汁反流；在进行充分的活组织检查基础上根据病理组织学诊断明确病变类型，并可检测幽门螺杆菌。

（2）幽门螺杆菌检测：可通过侵入性（如快速尿素酶测定、组织学检查等）和非侵入性（如^{13}C或^{14}C尿素呼气试验等）方法检测幽门螺杆菌。

（3）血清学检查：自身免疫性胃炎时，抗壁细胞抗体和抗内因子抗体可呈阳性，血清促胃泌素水平明显升高。多灶萎缩性胃炎时，血清促胃液素水平正常或偏低。

（4）胃液分析：自身免疫性胃炎时，胃酸缺乏；多灶萎缩性胃炎时，胃酸分泌正常或偏低。

（五）治疗要点

（1）清除幽门螺杆菌感染：目前多采用的治疗方案为一种胶体铋剂或一种质子泵抑制剂加

上两种抗菌药物，如常用枸橼酸铋钾（每次 240 mg，每天 2 次），与阿莫西林（每次 500～1 000 mg，每天 2 次）及甲硝唑（每次 200 mg，每天 4 次）三药联用，2 周为 1 个疗程。抗菌药物还有克拉霉素（甲红霉素）、呋喃唑酮等。

（2）对症处理：浅表性胃炎以返酸、腹痛为主要表现者，可给予黏膜保护剂，如硫糖铝、抑酸剂如 H_2受体拮抗剂雷尼替丁，或小剂量质子泵抑制剂；黏膜萎缩、伴明显肠上皮化生和轻、中度异型增生病例，治疗宜以黏膜保护剂为主，同时给予β胡萝卜素、维生素 C、维生素 E、叶酸等抗氧化维生素及锌、硒等微量元素以助其逆转，并定期随访。腹胀、饭后更甚者，可给予胃动力药如甲氧氯普胺、多潘立酮、西沙必利等；胆汁反流明显者，可用胃动力药及中和胆汁的黏膜保护剂如铝碳酸镁、瑞巴派特等治疗。萎缩性胃炎伴恶性贫血者，可给予维生素 B_{12}和叶酸治疗。

（3）自身免疫性胃炎的治疗：目前尚无特异治疗，有恶性贫血可肌内注射维生素 B_{12}。

（4）胃黏膜异型增生的治疗：除给予上述积极治疗外，关键在于定期随访。对已明确的重度异型增生患者可选择预防性内镜下胃黏膜切除术。

（六）护理评估

1.健康史

主要询问：①有无不良的饮食习惯，包括喜食过冷、过热、过于粗糙的食物，偏好高盐饮食、酗酒、饮浓茶和咖啡等。②有无服用阿司匹林、吲哚美辛等损害胃黏膜的药物。③有无慢性心力衰竭、肝硬化门静脉高压、尿毒症、营养不良、口腔及鼻咽部慢性炎症、胃手术或胆囊除术以及急性胃炎病史。

2.身体状况

（1）起病急缓及进展情况，有无贫血及体重减轻等全身表现。

（2）消化系统表现：①有无上腹饱胀不适，进餐后是否疼痛明显，是否呈规律性上腹隐痛，伴食欲不振、嗳气、反酸、恶心和呕吐等。②有无呕血和（或）黑粪等情况。

3.实验室及其他检查

主要评估以下几点。①胃液分析及血清学检查的结果。②胃镜检查胃黏膜损害情况。③胃黏膜活检标本是否检出幽门螺杆菌。

4.心理社会资料

主要评估以下几点。①患者是否因为病情呈慢性经过、反复发作、时轻时重、症状又不典型而胡猜乱想，认为自己患有“不治之症”，并由此而出现紧张、不安、失眠、忧虑和情绪不稳定等。②疾病是否给工作、交际和家庭生活带来影响，自我评价是否改变。③患者的性格特征、对压力的一贯反应以及常采用的应对措施。④对治疗和护理的需求以及对预后的信心。⑤是否适应患者角色，有无角色适应不良的情况，病情好转后是否能迅速恢复正常角色。⑥在饮食、沟通和传统医药方面，有无影响疾病诊断、治疗和护理的习俗。⑦家庭人员对患者所患疾病的认识及重视程度，能否为患者提供正确的照顾和经济支持。⑧社区卫生服务机构能否为患者提供出院后的医疗服务。

（七）常用护理诊断

（1）疼痛（腹痛）：与胃黏膜炎性病变有关。

（2）营养失调（低于机体需要量）：与惧食、消化吸收不良等有关。

（八）护理措施

1.疼痛（腹痛）

（1）休息与活动：指导患者急性发作时应卧床休息，并可用转移注意力，做深呼吸等方法来减轻焦虑，缓解疼痛。病情缓解时，进行适当的锻炼，以增强机体抗病力。

（2）针灸和热敷：可针灸内关、合谷、足三里等穴位来缓解疼痛，也可用热水袋热敷胃部，以解除胃痉挛，减轻腹痛。

（3）用药护理：遵医嘱给患者进行清除幽门螺杆菌感染治疗时，注意观察药物的疗效及不良反应。①胶体铋剂：胶态枸橼酸铋钾（colloidal bismuth subcitrate，CBS）为常用制剂，因其在酸性环境中方起作用，故宜餐前半小时服用。服 CBS 过程中可使齿、舌变黑，可用吸管直接吸入。部分患者服药后出现便秘和粪便变黑的异常反应，停药后可自行消失。少数患者有恶心、一过性血清转氨酶升高等，极少数出现急性肾衰竭。②抗菌药物：阿莫西林服用前应询问患者有无青霉素过敏史，应用过程中注意有无迟发性过敏反应的出现，如皮疹。甲硝唑可引起恶心、呕吐等胃肠道反应，应在餐后半小时服用，并可遵医嘱用甲氧氯普胺、维生素 B_{12} 等进行拮抗。

2.营养失调（低于机体需要量）

（1）饮食治疗的原则：向患者说明摄取足够营养素的重要性，鼓励患者少量多餐进食，以高热量、高蛋白质、高维生素、易消化的饮食为原则。避免摄入过咸、过甜、过辣的刺激性食物。

（2）制定饮食计划：与患者共同制定饮食计划，指导患者及家属改进烹饪技巧，增加食物的色、香、味，刺激患者食欲。胃酸低者食物应完全煮熟后食用，以利于消化吸收，并可给予刺激胃酸分泌的食物，如肉汤、鸡汤等；高胃酸者应避免进酸性多脂肪食物。

（3）营养状况评估：观察并记录患者每天进餐次数、量、品种，以了解其摄入的营养素能否满足机体需要。定期测量体重，监测有关营养指标的变化，如血红蛋白浓度、血清蛋白等。

（九）健康教育

（1）疾病知识指导：向患者及家属介绍本病的有关病因，指导患者避免诱发因素。教育患者保持良好的心理状态，平时生活要有规律，合理安排工作和休息时间，注意劳逸结合，积极配合治疗。

（2）饮食指导：指导患者加强饮食卫生和饮食营养，养成有规律的饮食习惯；避免过冷、过热、辛辣等刺激性食物及浓茶、咖啡等饮料；嗜酒者应戒酒，防止酒精损伤胃黏膜；注意饮食卫生。

（3）用药指导：根据患者的病因、具体情况进行指导，如避免使用对胃黏膜有刺激的药物，必须使用时应同时服用制酸剂或胃黏膜保护剂；介绍药物的不良反应，如有异常及时复诊，定期门诊复查。

（十）预后

慢性胃炎长期持续存在，但多数患者无症状。少数慢性浅表性胃炎可演变为慢性多灶萎缩性胃炎，极少数慢性多灶萎缩性胃炎经长期演变可发展为胃癌。15%～20%幽门螺杆菌感染引起的慢性胃炎会发生消化性溃疡。

第三节 淋 巴 瘤

淋巴瘤起源于淋巴结和淋巴组织，其发生大多与免疫应答过程中淋巴细胞增殖分化产生的某种免疫细胞恶变有关，是免疫系统的恶性肿瘤。该病可发生在任何部位，通常以实体瘤形式生长于淋巴组织丰富的组织器官中，其中以淋巴结、扁桃体、脾及骨髓等部位最易受累。临床上以无痛性进行性淋巴结肿大和局部肿块为特征，同时可有相应器官受压迫或浸润受损症状。组织病理学上将淋巴瘤分为霍奇金淋巴瘤（Hodgkin lymphoma，HL）和非霍奇金淋巴瘤（non-Hodgkin lymphoma，NHL）2 大类，在流行病学、病理特点和临床表现方面二者有明显的不同。在我国，经标化后淋巴瘤总发病率男性为 1.39 人次/万，女性为 0.84 人次/万；据国内大量的病例报道，发病年龄最小 3 个月，最大 82 岁，以 20～40 岁为多见，约占 50%；城市高于农村；居恶性肿瘤死亡的第 11～13 位。

一、病因及发病机制

淋巴瘤的病因与发病机制尚不清楚。病毒学说颇受重视。

1.病毒感染

(1)EB 病毒（系 DNA 疱疹病毒）：可能是非霍奇金淋巴瘤小无裂细胞（Burkitt）型的病因，80%以上 Burkitt 淋巴瘤患者血中 EB 病毒抗体滴定度明显增高，而非 Burkitt 淋巴瘤者滴定度增高者仅 14%。荧光免疫检查霍奇金淋巴瘤患者血清中，可发现部分患者有高价抗 EB 病毒抗体，在电镜下检查患者的淋巴结可见 EB 病毒颗粒，该病毒与霍奇金淋巴瘤的关系密切相关。

(2)逆转录病毒：人类 T 细胞白血病/淋巴瘤病毒Ⅰ型（HTLV-Ⅰ）已被证明是成人 T 细胞白血病或淋巴瘤的病因，HTLV-Ⅱ近来也被认为与 T 细胞皮肤淋巴瘤的发病有关。

(3)卡波西（Kaposi）肉瘤病毒：原发于体腔的淋巴瘤的病因之一。

2.免疫缺陷

宿主的免疫功能也与淋巴瘤的发病有关。近年来发现遗传性或获得性免疫缺陷伴发淋巴瘤者较多，如干燥综合征、器官移植后长期应用免疫抑制药，发生淋巴瘤比一般人群为高。

3.其他因素

幽门螺杆菌可能是胃黏膜淋巴瘤的病因。

二、临床表现

由于病变部位及范围的不同，淋巴瘤的临床表现错综复杂。原发病变可见于淋巴结，也可见于淋巴结以外的组织器官，如扁桃体、鼻咽部、胃肠道、脾脏、骨骼及皮肤等处。霍奇金淋巴瘤多见于青年，非霍奇金淋巴瘤可见于各年龄组，随年龄的增长而发病增多。

1.淋巴结肿大

淋巴结肿大为本病特征。浅表淋巴结的无痛性、进行性肿大常是首发症状，尤以颈部淋巴结为多见，其次为腋下。霍奇金淋巴瘤首发于颈淋巴结者占 60%～70%，左多于右。肿大的淋巴结可活动，随病程发展，周围出现大小不一的淋巴结肿大，可融合成团块状。少数患者仅有深部而无浅表淋巴结肿大。累及深部淋巴结时，临床上常以发热为主要表现。

2.发热

热型多不规则，可呈持续高热，也可见间歇低热，少数有周期热，后者约见于 1/6 霍奇金淋巴瘤患者。早期发热者霍奇金淋巴瘤占 30%～40%，但非霍奇金淋巴瘤一般在病变较广泛时才发热，热退时大汗淋漓可为本病特征。

3.皮肤瘙痒

皮肤瘙痒是霍奇金淋巴瘤较特异的表现。局灶性瘙痒发生于病变部淋巴引流的区域，全身瘙痒大多发生于纵隔或腹部有病变的病例。

4.酒精疼痛

17%～20%霍奇金淋巴瘤患者在饮酒后 20 min，病变局部发生疼痛，即称为“酒精疼痛”，是霍奇金淋巴瘤特有的症状。其症状可早于其他症状及 X 线表现，具有一定的诊断意义。当病变缓解后，酒精疼痛即消失，复发时又重现，机制不明。

5.组织器官受累

非霍奇金淋巴瘤远处扩散及结外侵犯较霍奇金淋巴瘤多见。肝区疼痛及压痛，肝内弥漫浸润或肿大淋巴结压迫胆总管时，可发生黄疸。胃肠道损害表现有食欲减退、腹痛、腹泻、肿块、肠梗阻和出血等。肾脏浸润有肾肿大、高血压、肾功能不全、肾梗死、淀粉样变等。中枢神经系统病变多在疾病进展期，以累及脑膜及脊髓为主，引起脊髓压迫症，表现为截瘫和尿潴留等。骨骼以胸椎、腰椎最常受累。部分非霍奇金淋巴瘤在晚期会发展为急淋。还可见肺实质浸润，胸腔积液，口、鼻咽部等处受累。

6.心理状态

患者得知患有淋巴瘤时，出现恐惧不安的情绪，对今后的生活、学习、工作等失去信心，产生无助感，甚至绝望。

三、实验室及其他检查

1.血常规检查

早期一般无特别。霍奇金淋巴瘤的血常规变化较早，常有轻或中度贫血，少数有白细胞计数轻度或明显增加，中性粒细胞增多。约 20%患者嗜酸性粒细胞升高。骨髓浸润广泛或有脾功能亢进时，全血细胞下降。

2.骨髓穿刺检查

骨髓未受淋巴瘤侵犯之前，一般无异常。若能找到里-斯细胞则有助于诊断。非霍奇金淋巴瘤白细胞多正常，伴淋巴细胞绝对或相对增多。

3.其他检查

淋巴结活检是淋巴瘤确诊和分型的主要依据。胸部 X 线、腹部超声或 CT 等检查有助于确定病变的部位及其范围。血沉增快提示病情处于活动，乳酸脱氢酶增高提示预后不良。非霍奇金淋巴瘤可并发溶血性贫血，抗人球蛋白试验阳性。

四、治疗要点

淋巴瘤的治疗近年来取得了重大进展，霍奇金淋巴瘤大部分可治愈。非霍奇金淋巴瘤也有部分病例得以治愈。以化疗为主、化疗与放疗相结合是目前淋巴瘤治疗的基本策略。

1.化学治疗

霍奇金淋巴瘤Ⅲ期、霍奇金淋巴瘤Ⅳ期和非霍奇金淋巴瘤低度恶性Ⅲ期、Ⅳ期及非霍奇金淋巴瘤中高度恶性，即使临床分期Ⅰ期、Ⅱ期，患者均以联合化疗为主，必要时局部放疗，争取首次治疗获得缓解，有利于患者长期存活。

2.放射治疗

放射治疗以^{60}Co较为有效，有扩大照射及全身淋巴结照射两种。扩大照射除被累及的淋巴结及肿瘤组织外，还包括附近可能侵及的淋巴结。放射剂量为30～40 Gy，3～4周为1个疗程。

3.造血干细胞移植(HSCT)

55岁以下，重要脏器正常，能耐受大剂量放疗、化疗的患者，行异基因或自体干细胞移植，可望取得较长缓解期和无病存活期。

五、护理评估

1.健康史

询问有无病毒感染及长期应用免疫抑制剂情况。

2.身体状态

主要评估：①淋巴结肿大情况，如肿大淋巴结的部位、大小、质地、压痛、活动度等。②全身症状，如发热、消瘦、乏力、盗汗等。③脏器损害情况，如黄疸、腹痛、腹泻、腹部肿块、肾肿大、高血压、脑膜炎等症状。

3.实验室及其他检查

主要评估：①血常规检查及骨髓检查是否提示贫血或全血细胞减少。②胸部X线、腹部超声、CT检查有阳性发现。③淋巴结活检病理切片见里-斯细胞、纤维化坏死等改变。

4.心理社会资料

主要评估：患者是否感到焦虑、无助、恐惧。

六、常用护理诊断

(1)体温过高：与淋巴瘤或感染有关。

(2)皮肤完整性受损的危险：与放疗引起的局部皮肤烧伤有关。

(3)营养失调(低于机体需要量)：与淋巴瘤对机体的消耗或放疗、化疗有关。

七、护理措施及依据

1.皮肤完整性受损的危险

(1)放疗期间要经常评估患者放疗局部皮肤反应，有无发红、瘙痒、灼热感以及渗液、水疱形成等。

(2)照射区的皮肤易发生二次皮肤损伤，故应避免局部皮肤受到热或冷的刺激，尽量不用热水袋、冰袋，沐浴水温以 37～40℃为宜；外出时避免阳光直接照射；不要用有化学性刺激的物品，如肥皂、酒精、油膏、胶布等。放疗期间应穿宽大、质软的纯棉或丝绸内衣，洗浴毛巾要柔软，擦洗放射区皮肤动作要轻柔，减少摩擦，保持局部皮肤清洁干燥，防止皮肤破损。

(3)局部皮肤有发红、痒感时，应及早涂油膏以保护皮肤。如皮肤为干反应(表现为局部皮肤灼痛)，可给予 0.2%薄荷淀粉或氢化可的松软膏外涂；如为湿反应(表现为局部皮肤刺痒、渗液、水疱)，可用 2%甲紫、冰片蛋清、氢化可的松软膏外涂，也可用硼酸软膏外敷后加压包扎 1～2 天，渗液吸收后暴露局部；如局部皮肤有溃疡坏死，应全身抗感染治疗，局部外科清创、植皮。

2.营养失调

给予高热量、高蛋白质、高维生素饮食，以提高患者对疾病的抵抗力，食物以柔软、容易咀嚼、易消化为原则，当患者因化疗出现恶心、呕吐、吞咽困难时，应以静脉途径补充营养。贫血严重时应予输血。禁忌的食物有：①咖啡等兴奋性饮料。②葱、蒜、姜、桂皮等辛辣刺激性食物。③肥腻、油煎、霉变、腌制食物。

八、护理评价

(1)体温是否下降或已恢复正常。

(2)皮肤是否得到保护，有无放射性皮炎的发生。

(3)能否获得足够的营养，体重有无增加。

第四节　系统性红斑狼疮

系统性红斑狼疮(systemic lupus erythematous，SLE)是一种累及全身多脏器的慢性自身免疫性结缔组织病，其血清具有以抗核抗体为代表的多种自身抗体。本病病情缓解和急性发作交替出现，部分患者可自行缓解。本病的发病率在性别、年龄上有差异，青年女性发病率最高，发病年龄越小，其亲属患病机会越大。

一、病因与发病机制

本病病因至今尚未确定，大量研究显示遗传、内分泌、感染和一些环境因素与本病的发病有关。①遗传因素：有调查证实系统性红斑狼疮是一种多基因遗传型疾病，同卵双生发病一致率高于异卵双生，黄种人和黑种人患病率高于白种人。②内分泌因素：育龄期女性的患病率比同龄男性高 9～15 倍，而儿童和老年患病率女性略高于男性，这与育龄期女性雌激素显著增高有关。妊娠可以诱发或加重系统性红斑狼疮。③感染：在系统性红斑狼疮患者血清中常可检出病毒抗体，以麻疹、副流感等病毒的抗体多见，其滴度常高于正常人。④光过敏：日光暴晒和紫外线照射可诱发皮损或使原有皮损加剧。紫外线(波长为 275～320 nm)照射还可使系统性红斑狼疮患者的系统性症状加重。⑤药物：使用某些药物可诱发系统性红斑狼疮的发生，称为药物性狼疮。常见药物有普鲁卡因胺、肼屈嗪、异烟肼、抗甲状腺药物等。此外，药物性狼疮还与药物乙酰化水平和剂量有关。

发病机制目前尚不明确。可能是由于易感者的免疫耐受性下降，在外来抗原(如病原体、药物等)的作用下引起B细胞的活化。B细胞产生大量不同类型的自身抗体，并与相应的自身抗原相结合，形成免疫复合物可引起各组织和器官的损害。

二、临床表现

起病可为隐匿性、急性或暴发性。病程迁延，反复发作，间有长短不等的缓解期。发作期多数患者有疲乏、发热、体重下降等全身症状。典型病例有多脏器损害。

1.皮肤与黏膜

约80%患者有皮肤损害。常于颜面、四肢等暴露部位出现对称性皮疹。典型者面颊及鼻梁部位可见不规则的水肿性鲜红或紫红色蝶形红斑，少数呈盘状红斑，表面有脱屑，并有痒、痛感，摩擦后可有破损、感染。皮肤损害缓解消退后，留有棕黑色色素沉着。也可于手掌大小鱼际部位的皮肤、指(趾)端及甲周出现红斑、紫癜、网状红斑、血管性水肿或硬皮病样损害。口腔黏膜有反复发作性无痛性溃疡。部分患者可有脱发，遇冷后出现对称性指(趾)端苍白、发绀和潮红等肢端小动脉痉挛(雷诺现象)以及光敏感等。

2.关节与肌肉

大部分患者有关节疼痛，部分伴关节肿胀。无骨质异常，不伴关节畸形。近端指间关节及腕、足、膝关节常受累，且呈对称性分布，而肘及髋关节较少累及。50%患者伴有肌痛，有时出现肌炎。

3.脏器损害

(1)肾：几乎所有患者都有肾脏损害，约75%的病例出现临床症状，称为狼疮性肾炎(lupus-nephritis，LN)。可表现为蛋白尿、血尿、管型尿、肾性高血压、肾功能不全。部分患者逐渐发展为肾衰竭，尿毒症是系统性红斑狼疮最常见的死因。

(2)心血管：约30%患者发生心包炎、10%有心肌炎。表现为气促、心前区疼痛、心律失常等，心肌炎合并肾性高血压和肾功能不全者可发生心力衰竭。

(3)呼吸系统：约1/3患者发生胸膜炎，少数有狼疮肺炎、慢性间质性肺炎。临床表现有发热、干咳、胸痛、气促、低氧血症等。

(4)消化系统：部分患者有食欲减退、恶心、呕吐、腹痛、腹泻等消化道症状及血清转氨酶升高，少数可有胃肠道出血、穿孔或肠梗阻。

(5)神经系统：可累及神经系统的任何部位，以中枢神经系统多见。表现为癫痫发作、精神障碍(如行为异常、幻觉、妄想、忧郁或躁动)等，少数患者可出现偏瘫及蛛网膜下隙出血等表现。严重头痛可以是系统性红斑狼疮的首发症状。

(6)血液系统：以贫血常见，并有血小板减少性紫癜及颈部、腋下出现无痛性、轻度或中度淋巴结肿大。本病早期症状常不典型，可急性起病，也可缓慢起病，呈发作与缓解交替出现。常可累及多个器官或系统，所以临床表现复杂多样。

(7)眼：20%～25%患者有眼底变化，表现为眼底出血、视神经盘水肿、视网膜渗出物。早期治疗，一般可逆，重者可在数日内致盲。

4.全身表现

活动期患者大多有全身症状。92%以上可出现不同程度的发热,以低度到中度发热多见,各种热型均可出现。还可出现乏力、食欲不振、体重下降等。

三、实验室及其他检查

1.一般检查

常见正细胞性正色素贫血,少数为自身免疫性溶血性贫血;白细胞计数减少及血小板减少。血沉增快,蛋白尿,尿镜检见红细胞、管型等。

2.免疫学检查

(1)抗核抗体(ANA):阳性率为90%,为系统性红斑狼疮标准筛选实验,但特异性小,也可出现于其他风湿性疾病。

(2)抗双链DNA抗体:特异性高,阳性率约60%,抗体效价一般随病情缓解而下降。

(3)抗Sm抗体:特异性高,阳性率为20%~30%,与系统性红斑狼疮活动性无关。

(4)补体:CH50(总补体)、C3、C4明显降低,有助于系统性红斑狼疮诊断,并提示狼疮活动,阳性率约80%,特异性较高。

3.免疫病理学检查

(1)肾穿刺活组织检查:对狼疮肾炎的诊断、治疗和估计预后均有价值。

(2)皮肤狼疮带试验:可见免疫球蛋白沉着,在系统性红斑狼疮正常皮肤暴露部位阳性率为50%~70%,皮损部位高达90%以上,诊断意义较大。

四、治疗要点

本病目前尚不能根治,但是早期诊断、合理治疗可以缓解临床不适症状。治疗原则是活动期积极行药物控制,缓解期接受维持治疗。

五、护理评估

1.健康史

主要评估:①家族中有无红斑狼疮患者。②有无相关诱发因素,如日光照射、妊娠、感染、过度劳累、精神刺激、手术等环境因素。③有无服用与系统性红斑狼疮发生有关的药物,如普鲁卡因胺、肼屈嗪、异烟肼、氯丙嗪、甲基多巴等。

2.身体状况评估

(1)全身症状:了解发热的程度、类型及持续时间,有无乏力、厌食、体重下降等。

(2)皮肤黏膜损害:皮肤损害的部位、范围、程度等。

(3)骨关节损害:关节肌肉疼痛的部位、特点、活动度等受损情况。

(4)脏器损害:①有无少尿、水肿、血尿等肾衰竭症状。②有无心悸、气促、心前区疼痛等心血管症状。③有无发热、咳嗽、胸痛、头晕等呼吸系统感染症状。④有无厌食、恶心、呕吐、腹痛、腹泻等消化道症状。⑤有无癫痫发作、精神障碍等神经系统症状。⑥有无苍白、乏力、无痛性淋巴结肿大等血液系统症状等。

3.实验室及其他检查

重点评估：①血常规有无三系(外周血中白细胞、红细胞、血小板数量)减少、血沉增快。②尿常规有无蛋白尿、血尿。③血液检查有无特异性抗体，如类风湿因子、抗核抗体(ANA)、抗双链 DNA 抗体(dsDNA)、抗 Sm 抗体，以及补体 CH50、C3、C4 等。④肾穿刺活组织检查的结果等。

4.心理社会资料评估

主要评估：①本病病程长，缓解与发作交替，重者常引起心、肾、中枢神经系统功能障碍，严重患者影响日常生活和工作。应评估患者有无郁闷或暴躁易怒或悲观厌世。②由于妊娠、流产可诱发本病恶化，故应了解未婚或无子女的育龄女性患者有无心理压力。③患者有无因明显的皮损、脱发等影响自我形象而表现出焦虑。

六、常用护理诊断

(1)皮肤完整性受损：与自身免疫反应致皮肤炎症性损伤、光敏感有关。

(2)预感性悲哀：与多脏器受累、久治不愈、容貌改变、婚育受挫等有关。

(3)潜在并发症：肾衰竭。

七、护理措施及依据

1.皮肤完整性受损

(1)一般护理：病情活动期应卧床休息，缓解期可适当活动。避免一切能诱发和加重本病的因素，如劳累、妊娠、感染、紫外线或日光直射等。维持良好饮食平衡，给予高蛋白质、高热量、高维生素和低脂肪饮食，少量多餐，以软食为宜。忌食含补骨脂素的食物，如芹菜、无花果、蘑菇、烟熏食物和辛辣刺激食物。

(2)皮肤护理：①指导患者户外活动时应避免日光照射，因为紫外线照射可使皮肤的 DNA 转化为具有很强抗原性的胸腺嘧啶二聚体从而增强免疫反应。外出时用遮阳伞或太阳帽，穿长袖衣裤，戴保护性眼镜，面部可涂用氯喹冷霜以减少光过敏。②保持皮肤清洁卫生，皮肤损害处可用温水清洗，忌用碱性肥皂、化妆品或其他化学药品，如染发烫发剂、洁面护肤品等。③遵医嘱在皮疹或红斑处涂抹皮质类固醇霜或软膏，局部感染时使用抗生素并做无菌清创换药处理，以保持皮肤完整，防止损伤。

(3)口腔护理：每日早、晚和进餐前、后用漱口液漱口，避免食用辛辣食物。为预防由于长期应用糖皮质激素或免疫抑制剂而引起的口腔真菌或细菌感染，用4%碳酸氢钠溶液或1%～4%克霉唑溶液漱口。已有真菌感染时，口含制霉菌素；溃疡伴发细菌感染时，用中药、冰硼散、锡类散等涂敷，或用口腔溃疡药膜局部贴敷，以促进溃疡愈合。

2.预感性悲哀

(1)主动关心患者，多与之交谈沟通，向患者说明良好的心理状态对缓解疾病和改善预后非常重要，鼓励其表达心理感受，耐心解答患者疑问。

(2)向患者介绍治疗进展及治疗成功的病例，与患者共同讨论护理计划，明确目标，以利患者积极配合治疗。

(3)鼓励脱发者戴假发修饰,以增强自信,并解释病情稳定后患者容貌可恢复。

(4)对脏器损害不明显、病情长期静止的患者,告知患者可在医生指导和严密监护下考虑生育,以缓解患者心理压力。

3.潜在并发症

(1)病情观察:①观察患者有无水肿、少尿、高血压、氮质血症等肾功能不全的表现,严格记录 24 h 液体出入量,尤其是尿量。②对合并心力衰竭或心律失常的患者,应注意观察体温、呼吸、血压、脉搏等,必要时进行心电监护。③当患者出现剧烈头痛、恶心、呕吐、颈项强直、肢体瘫痪等情况时,应警惕蛛网膜下隙出血或脑血栓的形成。还应观察患者有无行为异常、忧郁、淡漠或过度兴奋、幻觉、强迫观念或偏执等中枢神经系统受累症状。

(2)对症护理:①肌肉、关节疼痛伴发热常是炎症急性期的表现,应帮助患者采取舒适体位,以听音乐、聊天转移注意力,用缓慢深呼吸、全身肌肉放松、局部按摩等方法缓解疼痛,并同时做好生活护理,减轻患者精神和体力上的压力。②若合并雷诺现象,应注意保暖,避免吸烟,饮咖啡,以减少病变小血管痉挛。③对肾功能不全患者,应严格记录 24 h 液体出入量,尤其是尿量;做好水肿部位的皮肤护理;给予高热量、高维生素、高钙、低磷和低蛋白质饮食;必要时做好血液透析的准备工作。④对合并心衰或心律失常的患者,静脉输液时严格控制滴速,以免加重心脏负担。⑤患者出现神经和精神症状时,应做好安全防护和急救准备,防止意外发生。

八、健康教育

鼓励患者保持积极、开朗的情绪,正确对待疾病。注意生活规律,劳逸结合。生活注意事项:①避免各种过敏因素,尤其注意不能吃虾、蟹,因为吃虾、蟹复发率极高。②避免各种感染,包括感冒、尿道感染、妇科感染、肠道感染等。③避免口服避孕药,因为避孕药含雌性激素,可加重系统性红斑狼疮病情。④避免计划外怀孕,由于妊娠和流产均可能加重本病病情,因此系统性红斑狼疮患者想要生育,须在医生指导下,控制好病情,并停用免疫抑制剂 3～6 个月以上才可怀孕。⑤避免各种对系统性红斑狼疮有害的含紫外线的照射,包括阳光、复印机、电焊等。日常照明用的电灯、日光灯、液晶电脑显示器等所含的紫外线成分很低,对系统性红斑狼疮患者没有影响。

告诉患者本病有缓解和发作交替出现的特点,因此要定期监测血压、尿常规、肾功能等,若症状复发应及时就诊。向患者详细介绍药物剂量、服用方法和时间,并教会其观察药物疗效和不良反应,指导患者坚持按医嘱服药,不可随意改变药物剂量或突然停药,以免影响药物疗效和加重药物的不良反应。

第三章　外科常见疾病的护理

第一节　急性乳腺炎

急性乳腺炎指乳腺的急性化脓性感染，多发生于产后3～4周的哺乳期妇女，初产妇多见。致病菌主要为金黄色葡萄球菌，少数为化脓性链球菌。

一、病因

1.乳汁淤积

乳汁是理想的细菌培养基，乳汁淤积有利于入侵细菌的生长繁殖。

(1)乳头发育不良：乳头过小或凹陷，妨碍正常哺乳。

(2)乳汁分泌过多：婴儿吸乳过少时使乳汁不能完全排空致乳汁淤积。

(3)乳管不通畅：影响乳汁排出。

2.细菌入侵

乳头破损或皲裂是细菌沿着淋巴管入侵感染的主要原因。婴儿患有口腔炎或含乳头睡眠，易致细菌直接侵入乳管；6个月后的婴儿已长牙，吸吮乳汁时可引起乳头破损。

二、临床表现

1.局部表现

初期患侧乳房胀痛，局部红、肿、发热，可触及压痛性肿块，多在数天后形成脓肿，脓肿可以是单房或者多房性。脓肿形成后触之有波动感，深部脓肿的波动感可不明显，但乳房肿胀明显，有局部深压痛。表浅脓肿脓液可向外破溃或者破入乳管自乳头流出。深部脓肿除了可缓慢向外破溃外，也可穿至乳房与胸肌间的疏松组织，从而形成乳房后脓肿。患侧腋淋巴结可肿大、疼痛，或有压痛。

2.全身表现

随着炎症发展，可出现寒战、高热、脉搏增快和食欲不振等感染中毒症状。严重感染者可并发脓毒症。

三、辅助检查

1.实验室检查

血常规检查可见白细胞计数及中性粒细胞比例明显升高。

2.诊断性穿刺

在乳房肿块波动或压痛最明显处穿刺，或者在超声定位下穿刺，若抽出脓液表示脓肿已经形成，脓液可做细菌培养及药物敏感试验。

四、治疗原则

控制感染，排空乳汁。脓肿形成之前，主要以抗菌药物治疗为主。脓肿形成后，主要治疗措施是及时做脓肿切开引流。

1.非手术治疗

(1)局部处理：患侧乳房停止哺乳，排空乳汁；患乳热敷、理疗或以鱼石脂软膏或金黄散等药物外敷，以促进炎症的消散；局部皮肤水肿明显者，可用25%硫酸镁溶液湿热敷。

(2)控制感染：首选青霉素类抗菌药，或根据细菌培养结果选用有效抗生素；服用清热解毒类药物；感染严重或脓肿切开后并发乳瘘者应终止乳汁分泌，终止哺乳者可口服炒麦芽或溴隐亭、己烯雌酚等促进回乳。

2.手术治疗

脓肿形成后，应及时切开引流。切开引流时应注意：①为避免损伤输乳管形成乳瘘，手术切口多选择以乳头为中心的放射状切口；乳晕部脓肿应沿乳晕边缘做弧形切口；深部脓肿或乳房后脓肿可沿乳房下缘做弧形切口。②脓腔较大时，可在脓腔的最低处另加切口行对口引流。

五、常见护理诊断

(1)疼痛：与乳汁淤积、乳腺炎症有关。

(2)体温过高：与局部感染的毒素被吸收有关。

(3)知识缺乏：缺乏急性乳腺炎的相关护理知识。

六、护理措施

(一)非手术治疗的护理/术前护理

1.病情观察

监测生命体征，尤其是体温变化，高热者予以物理降温；及时了解白细胞计数及分类变化，必要时做血细菌培养及药敏试验；观察患乳红肿部位有无波动感，必要时做好脓肿切开引流护理。

2.缓解疼痛

(1)防止乳汁淤积：患侧乳房应暂停哺乳，并用吸乳器吸空乳汁。在哺乳前温敷乳房。

(2)托起乳房：用宽松的胸罩托起两侧乳房，以减轻疼痛和肿胀。

(3)局部热敷、理疗或药物外敷：可以减轻疼痛，促进局部血液循环，有利于早期炎症消散。

(4)遵医嘱服用布洛芬或对乙酰氨基酚镇痛。

3.对症处理

遵医嘱应用抗菌药物或中药控制感染,必要时服用药物终止哺乳。

(二)术后护理

脓肿切开引流后,应保持引流通畅,及时更换敷料,促进切口愈合。鼓励患者进食高热量、高蛋白、高维生素饮食,提高抗感染和修复能力。

七、健康教育

1.纠正乳头内陷

乳头内陷者在妊娠期和哺乳期每天挤捏、提拉乳头。

2.保持乳头清洁

指导产妇经常用清水擦洗两侧乳头,哺乳后也应清洗干净。

3.处理乳头破损

乳头和乳晕破损或皲裂者应暂停哺乳,可用吸乳器吸出乳汁哺育婴儿;局部用温水清洗后涂以抗生素软膏,待愈合后再行哺乳。症状严重时应及时就诊。

4.养成良好的哺乳习惯

定时哺乳,每次哺乳时让婴儿吸净乳汁,如吸不净应及时用吸乳器或手法按摩排空乳汁;发现乳汁淤积,应及早按摩、理疗,防止炎症发生。纠正婴儿含乳头睡眠的不良习惯;注意婴儿口腔卫生,及时治疗婴儿口腔炎症。

第二节　食　管　癌

一、病因

病因目前尚未明确,可能与下列因素有关。

1.亚硝胺及真菌

在食管癌高发区的食物和饮水中,亚硝胺(公认的化学致癌物)含量较高,与当地食管癌和食管上皮增生的患病率成正相关;少数真菌也能合成亚硝胺。另外,各种霉变食物也能产生致癌物质,一些真菌能将硝酸盐还原成亚硝酸盐,促进二级胺的形成从而致癌。

2.营养因素

食物中缺乏某些微量元素,如钼、铁、铜、锌、锰等;缺乏维生素A、维生素B_2、维生素C和动物蛋白等。

3.饮食习惯

有长期饮烈酒和吸烟嗜好者,或有进食过快,食物过热、过硬的习惯者,易致食管上皮损伤,增加对致癌物的敏感性。

4.遗传因素

在食管癌高发家族中，染色体的数目及结构异常者明显增多。

5.其他

如慢性食管炎、黏膜损伤或慢性刺激也与食管癌发病相关。

二、病理生理

1.病理分类

食管分为颈、胸、腹3部分，胸部食管又分为上、中、下3段。临床上以中胸段食管癌多见，下胸段次之，上胸段较少；95%以上食管癌为鳞状上皮癌。

按病理形态，食管癌可分为五型。

(1)髓质型：最常见。管壁明显增厚并向腔内外扩展，使癌肿的上下端边缘呈坡状隆起。多数累及食管周径的全部或大部分，恶性程度高。癌肿为均匀致密的实体肿块，切面呈灰白色。

(2)蕈伞型：瘤体为卵圆形扁平肿块状，向腔内呈蘑菇样突出。

(3)溃疡型：瘤体的黏膜面呈深陷的溃疡，边缘清楚，溃疡大小、形状不一，深入肌层。

(4)缩窄型(硬化型)：瘤体形成明显的环形狭窄，累及食管全部周径，较早出现梗阻症状。

(5)腔内型：较少见，癌肿呈息肉样向食管的腔内突出。

2.转移途径

(1)直接扩散：自黏膜下向食管全周及上、下扩散，也可向肌层浸润，因食管外缺乏浆膜层，故极易侵入邻近组织。

(2)淋巴转移：为主要转移途径。一般上段食管癌转移到锁骨上淋巴结或颈部淋巴结，中段和下段经食管旁淋巴结向上转移至纵隔淋巴结，向下转移至贲门周围的膈下和胃周淋巴结，可沿着气管、支气管转移至肺门。

(3)血行转移：较少见，最常见的转移部位是肺、肝、肋骨、脊柱和肾等。

三、临床表现

早期无典型症状，进食粗硬食物时可偶有不适，包括哽噎感、异物感，胸骨后烧灼样、针刺样、牵拉摩擦样疼痛，症状时轻时重，进展缓慢。

中期典型症状是进行性吞咽困难，先是难咽干硬食物，继而只能进半流质饮食，最后流质饮食也难以下咽。患者逐渐消瘦及脱水。

晚期患者明显消瘦、贫血、乏力和低蛋白血症等，最后呈现恶病质状态。癌肿侵犯肋间神经，引起持续性胸背部痛；侵犯喉返神经可出现声音嘶哑；侵入主动脉溃烂破裂时，可引起大量呕血；侵入气管可形成食管气管(或支气管)瘘；压迫颈交感神经节可产生霍纳综合征；食管梗阻时可致食物流入呼吸道，引起进食时呛咳及肺部感染。此外，还可出现锁骨上淋巴结肿大、肝大、胸腔积液或腹水等。

四、辅助检查

1.影像学检查

(1)食管吞钡X线双重对比造影：早期可见食管黏膜皱襞粗糙、断裂、紊乱，局限性管壁僵硬和蠕动中断，小龛影或小的充盈缺损；中、晚期可见有明显的充盈缺损、不规则狭窄和梗阻等。

(2)CT和超声内镜(endoscopic ultrasonography，EUS)：胸和腹部CT扫描，能显示食管癌向管腔外扩展的范围以及淋巴结远处转移情况。EUS可以确定食管癌的浸润深度及有无纵隔淋巴结转移，便于术前分期。

2.纤维食管镜检查

可直接观察癌肿的部位、大小、形态并钳取活组织进行病理检查。

3.放射性核素检查

利用某些亲肿瘤的核素如^{32}P、^{131}I等检查，对早期食管癌的诊断有帮助。

五、治疗原则

以手术为主，辅以放疗和化疗等综合治疗。

1.非手术治疗

放疗适用于食管上段癌或晚期癌，以及术后辅助治疗。食管癌对化疗药物敏感性差，可与其他方法联合使用。

2.手术治疗

早、中期食管癌首选手术治疗。食管原位癌可在内镜下行黏膜切除术；较大的鳞癌估计切除可能性不大而患者全身情况良好者，术前可行放疗和化疗，待瘤体缩小后再手术。常用的手术方式有开胸与非开胸两类。目前对中段以上的食管癌常采用颈-胸-腹三切口方法，同时行淋巴结清扫。食管癌切除术后经常用胃或结肠来重建食管，以胃最为常用。对晚期食管癌不能根治、进食困难者，可做姑息性减状手术，如食管腔内置管术、食管分流术、胃或空肠造瘘术等，以达到改善营养和延长生命的目的。

六、常见护理诊断

(1)营养失调：低于机体需要量与进食减少或不能进食及癌肿消耗有关。

(2)体液不足：与水分摄入不足、吞咽困难有关。

(3)焦虑、恐惧：与担忧手术结果、癌肿的预后及术后能否正常进食有关。

(4)潜在并发症：肺炎、肺不张、吻合口瘘、吻合口狭窄、出血、乳糜胸等。

七、护理措施

(一)术前护理

1.呼吸道准备

术前严格戒烟2周，指导患者有效咳嗽、排痰及腹式深呼吸，预防术后肺炎和肺不张。

2.胃肠道准备

(1)术前3天改为流质饮食，术前禁食12 h，禁饮8 h。

(2)对梗阻明显或炎症者，术前1周遵医嘱给予患者分次口服抗生素溶液，可预防局部感染；进食后有滞留或反流者，术前日晚遵医嘱给予庆大霉素、甲硝唑加生理盐水100 mL经鼻胃管冲洗食管及胃，以减轻局部充血水肿，减少术中污染，防止吻合口瘘。

(3)拟行结肠代食管手术者,术前3～5天口服新霉素、庆大霉素或甲硝唑等肠道不吸收的抗生素,术前2天进无渣流质饮食,术前日晚禁食、禁饮且行清洁灌肠或全肠道灌洗。

(4)术日晨放置胃管,如果通过梗阻部位困难时,不能强行置入,以免戳穿食管。可将胃管留在梗阻上方食管内,待手术中再放入胃内。

3.营养支持

保证患者的营养摄入,维持水、电解质平衡。指导其合理进食高热量、高蛋白、高维生素的流质或半流质饮食。对于营养状况差、不能进食者,可补充水、电解质或提供肠内、肠外营养。

4.心理护理

加强与患者及其家属的沟通,必要时进行心理疏导,鼓励、安慰和体贴患者,树立治疗疾病的信心,配合医疗护理工作。讲解手术和各种治疗与护理的方法、意义、注意事项,尽可能减轻其不良心理反应。了解患者家属对患者的关心程度、支持程度及家庭经济承受能力等。指导晚期患者在接受治疗的基础上解决进食问题。

(二)术后护理

1.病情观察

术后2～3 h内,严密观察患者的生命体征变化,每15～30 min测量1次,平稳后改为每小时测量1次。

2.呼吸道护理

食管-胃吻合术后患者胃上提至胸腔使肺受压,术后切口疼痛和虚弱致咳痰无力等,均易发生肺炎、肺不张。护理措施包括:有慢性肺疾病史者,应做好对症处理;密切观察呼吸类型、频率,有无缺氧征兆等;气管插管者,要保持呼吸道通畅,及时吸痰;指导并训练患者进行有效咳痰和腹式深呼吸,增加肺部通气量,促使肺膨胀;痰多且咳痰无力者,必要时给予吸痰。

3.胸腔闭式引流的护理

注意维持引流通畅,观察引流液的颜色、性状和量并记录。

4.饮食护理

因食管缺乏浆膜层,故吻合口愈合较慢。术后3～4天吻合口处于充血水肿期,应严格禁食、禁饮。禁食期间持续行胃肠减压,遵医嘱给予肠内和肠外营养支持。停止胃肠减压24 h后,若患者无吻合口瘘的症状可开始进食。先试饮少量水,术后5～6天可给全清流质饮食,每2 h给100 mL,每日6次。术后3周患者无不适可进普通饮食,但短期内仍要遵循少食多餐的原则,防止进食过多、速度过快,避免坚硬、生冷食物和咽下大块食物,以免导致晚期吻合口瘘。食管-胃吻合术者,可能会出现进食后胸闷、气短,主要是因为胃拉入胸腔压迫肺引起,建议患者少食多餐,1～2个月后此症状多可减轻。食管癌术后出现胃液反流者,应避免餐后马上卧床休息,最好室外散步片刻,睡眠时将枕头垫高。

5.胃肠减压的护理

术后3～4天内持续胃肠减压,待引流量减少、肠功能恢复、肛门排气可拔除胃管。置管期间应严密观察引流物的量、性状、颜色并准确记录;术后6～12 h内可从胃管内抽出少量血性或咖啡色液体,以后颜色逐渐变浅;若引流出大量鲜血或血性液体,患者出现休克症状,如烦躁、血压下降、脉搏增快、尿量减少等,应考虑吻合口出血,需立即通知医生并配合处理。经常挤压胃管,定期用少量生理盐水低压冲洗并及时回抽，避免管腔堵塞引起胃扩张，使吻合口张力增加或胃液反流而发生吻合口瘘。严密观察病情，脱出的胃管不应再盲目插入，以免戳穿吻合口，造成吻合口瘘。

6.结肠代食管(食管重建)术后护理

保持置于结肠袢内的减压管通畅；注意观察腹部体征，了解有无吻合口瘘、出血或感染等发生，有异常情况及时通知医生处理；若从减压管内吸出大量血性液体或患者呕吐大量咖啡样液体并伴有全身中毒症状，可能为代食管的结肠袢坏死，应立即通知医生并配合抢救；结肠代食管后，因结肠逆蠕动，患者常会嗅到粪臭味，需向其解释原因，并指导注意口腔卫生，一般此情况于半年后会逐步缓解。

7.并发症观察

(1)吻合口瘘：多发生在术后5～10天，是食管癌患者术后最严重的并发症，死亡率高达50%。发生的相关因素：食管的解剖特点，如无浆膜覆盖和肌纤维呈纵形走向使其易发生撕裂；食管血液供应呈节段性，易造成吻合口缺血；吻合口张力过大、感染、营养不良、贫血和低蛋白血症等均可引起。表现为患者进食后胸痛、呼吸困难、胸腔积液或积气、寒战、高热，严重时发生休克，一旦出现上述症状，立即通知医生。护理措施：患者应立即禁食，直至吻合口瘘愈合；保证胃管通畅，避免胃排空不畅增加吻合口张力；行胸腔闭式引流、抗感染治疗及营养支持疗法；需再次手术者，配合医生完善术前准备。

(2)乳糜胸：是食管癌术后比较严重的并发症，多因术中伤及胸导管所致，常发生在术后2～10天。术后早期由于禁食，乳糜液含脂肪很少，胸腔闭式引流液可为淡血性或淡黄色，量较多；恢复进食后，乳糜液漏出量明显增多，大量积聚在胸腔内，可压迫肺及纵隔并使纵隔向健侧移位。由于乳糜液中95%以上是水，并含有大量脂肪、胆固醇、蛋白质、酶、抗体和电解质等，若未及时处理，可在短时间内造成全身消耗、衰竭而死亡，须积极预防和及时处理。故需密切观察病情，如有胸闷、气急、心悸和血压下降，要迅速治疗，必要时置胸腔闭式引流，使肺膨胀；给予充分的肠外营养支持治疗；需行胸导管结扎者，积极配合医生进行术前准备。

八、健康教育

1.饮食指导

加强营养，提高机体抵抗力。做到进食适当，如少食多餐，由稀到干，逐渐增加食量等，并注意进食后的反应；避免过硬、过热及刺激性的食物，以免导致吻合口瘘。

2.体位与活动

患者餐后取半卧位，以防止进食后反流、呕吐，同时有利于肺膨胀和引流。注意劳逸结合，逐渐增加活动量；由于开胸手术要切断胸肌，术后应加强功能锻炼，预防术侧肩关节强直或肌肉失用性萎缩。

3.疾病预防

避免致癌因素，如改良饮水、改善维生素缺乏状况等。加大防癌宣传教育。

4.复诊指导

遵医嘱坚持放疗或化疗，注意副作用的发生；定期复查；若术后3～4周再次出现吞咽困难，考虑为吻合口狭窄，及时就诊。

第三节　急性化脓性腹膜炎

急性化脓性腹膜炎是由细菌感染、化学性或物理性损伤等因素引起的腹膜和腹膜腔的急性炎症，是外科常见的急腹症。按感染范围可分为弥漫性和局限性腹膜炎；按发病机制又可分为原发性和继发性腹膜炎。

一、病因

1.原发性腹膜炎

较少见，又称自发性腹膜炎，即腹腔内无原发病灶，致病菌经血行播散（如呼吸道感染）、上行感染（女性生殖道感染）、直接播散及透壁性感染等途径播散至腹腔而引起的炎症。病原菌多为溶血性链球菌（脓液稀薄、无臭味）或肺炎双球菌、大肠埃希菌。感染范围很大，与细菌种类和脓液性质有关。

2.继发性腹膜炎

临床上最常见。主要病因为腹内脏器的穿孔或破裂，如急性阑尾炎穿孔、胃或十二指肠穿孔、肝破裂、膀胱破裂等；腹内脏器的感染扩散，如急性阑尾炎、胆囊炎、胰腺炎等；腹内脏器的缺血、渗出导致炎症扩散，如绞窄性疝、绞窄性肠梗阻等；腹部手术污染等。致病菌以大肠埃希菌（脓液稠厚、带粪臭味）最为多见，其次是厌氧拟杆菌、链球菌、变形杆菌等。一般都是混合性感染，故毒性较强。

二、病理生理

细菌、胃肠内容物、血液、尿液等进入腹腔后，机体立即发生反应，腹膜充血水肿，随之产生大量浆液性渗出液以稀释腹腔内毒素或消化液，减轻对腹膜的刺激，亦可造成机体脱水和电解质紊乱，并出现大量的中性粒细胞、巨噬细胞、细菌、坏死组织和凝固的纤维蛋白，使渗出液逐渐混浊并变为脓液。

腹膜炎的结局主要取决于患者全身和腹膜局部的防御能力及致病菌的性质、数量和作用时间。若患者抵抗力强而致病菌毒力弱，且治疗及时恰当，病灶经大网膜包裹而被局限，形成局限性腹膜炎或自行痊愈；若感染局限、脓液积聚便形成腹腔脓肿；炎症控制后腹腔内多有不同程度的纤维性粘连，可导致粘连性肠梗阻。若年老体弱、致病菌毒力强、机体抵抗力弱或治疗不当，感染迅速扩散而形成弥漫性腹膜炎。弥漫性腹膜炎时，由于腹腔内脏器官浸泡在脓液中，可形成麻痹性肠梗阻，致肠内积液和呕吐，导致细胞外液容量明显减少，引起低血容量休克；同时细菌毒素吸收入血，引发感染性休克。麻痹肠管高度扩张、胀气，可使腹内压急剧升高，发展成腹腔间隔室综合征（ACS），影响心肺功能，进而影响血液循环和气体交换，加重休克而致死亡。

三、临床表现

1.腹痛

腹痛是最主要的症状。疼痛程度与病因、炎症轻重、年龄和身体素质等有关。一般为持续性剧烈腹痛，常难以忍受。疼痛始于原发病变部位，随炎症扩散可波及全腹，但仍以原发病变部位最为显著。深呼吸、咳嗽、体位改变时均会加重疼痛。

2.恶心、呕吐

腹膜受刺激时引起反射性恶心、呕吐，呕吐物为胃内容物；麻痹性肠梗阻呕吐较重，呕吐物可含黄绿色胆汁，甚至为棕褐色粪样内容物。

3.生命体征变化

与炎症轻重有关。体温开始正常，后逐渐升高，脉搏逐渐加快；若原发病已造成体温升高，继发腹膜炎后温度继续升高，老年患者可不升高。多数患者脉搏会随着体温升高而加快，如果脉搏加快而体温不升反而下降，说明患者病情恶化。

4.感染中毒症状

可出现寒战、高热、脉速、呼吸浅快、大汗等全身中毒症状，继之可出现水、电解质紊乱和代谢性酸中毒及感染性休克等临床表现。

5.腹部体征

患者多呈急性面容，蜷曲体位，腹部拒按。

(1)视诊：腹胀明显，腹式呼吸减弱或消失。腹胀进行性加重是病情恶化的重要标志。

(2)触诊：腹部压痛、反跳痛和腹肌紧张，三者合称为腹膜刺激征，是腹膜炎的标志性体征，以原发病灶处最为明显。腹肌紧张程度因病因及患者全身情况的不同而有差异。胃肠或胆囊穿孔时可呈“板状腹”；年老体弱者或幼儿腹肌紧张多不明显，易被忽视。

(3)叩诊：胃肠胀气时叩诊呈鼓音；胃肠穿孔时肝浊音界缩小或消失；腹腔内积液较多时可叩出移动性浊音。

(4)听诊：肠鸣音减弱或消失。

(5)直肠指检：盆腔感染或脓肿形成时直肠前窝饱满，有触痛。

6.并发症

若腹腔内手术后感染或急性腹膜炎渗出液不能完全吸收并局限于某一间隙或某一部位，则形成腹腔脓肿。脓肿可为一个或数个，根据发生部位可分为膈下脓肿、盆腔脓肿和肠间脓肿，其中膈下脓肿和盆腔脓肿较多见。

(1)膈下脓肿：脓液位于膈肌之下、横结肠及其系膜的间隙内。患者平卧时膈下部位最低，所以脓液积聚在此。临床特点是患者出现高热、脉快、食欲不振、乏力等明显的全身中毒症状；局部症状有肋缘下或剑突下持续性钝痛，深呼吸时疼痛加重，可有肩、颈部牵涉痛；脓肿刺激膈肌可引起呃逆；膈下感染可引起反应性胸腔积液，或者经淋巴途径蔓延至胸腔引起胸膜炎，还可进入胸腔引起脓胸并出现相应症状等。X 线检查患侧膈肌活动受限，肋膈角模糊或有少量积液；B 超等检查可确定诊断。

(2)盆腔脓肿：盆腔由于处于腹腔最低位，盆腔腹膜吸收能力有限，故临床特点是局部症状明显而全身中毒症状轻。多见于急性腹膜炎患者治疗过程中，体温下降后又升高，出现里急后重、黏液便，或尿急、尿频等典型的直肠或膀胱刺激症状。直肠指检可见直肠前窝饱满，有触痛，部分患者可触及波动感。

(3)肠间脓肿：脓液被包裹在肠管、肠系膜与网膜之间。可单发或多发。若周围发生广泛粘连，会发生不同程度的粘连性肠梗阻，可触及境界不清的痛性包块。X 线检查可见肠壁间距增宽及部分肠管积气，也可见小肠液气平面。

四、辅助检查

1.实验室检查

(1)血常规：白细胞计数及中性粒细胞比例增高。病情危重或机体反应能力低下者，白细胞计数可不升高，仅有中性粒细胞比例增高甚至出现中毒颗粒。

(2)尿常规：因失水而尿浓缩，尿酮体可呈阳性表现。

(3)血生化：测定有无电解质及酸碱平衡紊乱。

2.影像学检查

(1)腹部 X 线检查：可见小肠普遍胀气并有多个液气平面的肠麻痹征象；胃肠道穿孔时多数可见膈下游离气体。

(2)腹部 B 超：可显示腹腔内有液体。对膈下脓肿的诊断意义大，可明确脓肿的位置及大小。

(3)腹部 CT：对腹腔内实质性脏器的病变如急性胰腺炎诊断帮助较大，可弥补 X 线检查无法提供的定位信息和病理信息。

3.诊断性腹腔穿刺及腹腔灌洗

腹腔穿刺的穿刺点多选在脐与髂前上棘连线的中外 1/3 交界处，或经脐水平线与腋前线相交处。把有多个侧孔的细塑料管经针管送入腹腔深处，进行抽吸，根据抽出液的性状判断原发病灶。若渗出液量较少，腹腔穿刺无阳性发现者，可经置入的塑料管向腹内缓慢灌入 500～1 000 mL 无菌生理盐水，然后借助虹吸作用使腹内灌洗液流回输液瓶。根据灌洗液的颜色、性状和涂片、细菌培养等检查结果辅助诊断。检查结果符合以下任何一项即为阳性：灌洗液含有肉眼可见的血液、胆汁、胃肠内容物或证明是尿液；显微镜下红细胞计数＞100×10^9/L 或白细胞计数＞0.5×10^9/L；淀粉酶＞100 U/dL(Somogyi-Nelson 比色法)；灌洗液中发现细菌。

4.腹腔镜检查

可直接观察腹腔内积液和炎症状态，并能准确定位损伤部位或病变器官，亦可进行腹腔镜下冲洗、引流等治疗。

五、治疗原则

治疗原则为积极处理原发病灶，有效控制感染，预防并发症的发生。

1.非手术治疗

(1)适应证：原发性腹膜炎、诊断明确但病情较轻且全身情况良好、病程较长(已超过 24 h)且腹部体征已减轻或有减轻趋势者，以及部分病因不明且病情不重，需要观察视情况而定的以及不能耐受手术者可采用非手术治疗。

(2)治疗措施:包括半卧位、禁饮食、胃肠减压、静脉输液纠正水和电解质紊乱、合理应用抗生素和营养支持等。

2.手术治疗

(1)适应证:经非手术治疗6～8 h(一般不超过12 h)后,腹膜炎症状和体征不缓解或反而加重者;腹腔内原发病变严重,如胃肠穿孔、胆囊坏死穿孔、绞窄性肠梗阻等;腹腔内炎症重,有大量积液,出现严重的肠麻痹或中毒症状,或伴有休克者;腹膜炎病因不明且无局限趋势者。

(2)手术方式和原则:施行剖腹探查术。手术原则为探查和明确病因,处理原发病灶,彻底清理腹腔,必要时可行腹腔引流和灌洗。

六、常见护理诊断

(1)疼痛:腹痛与腹膜炎症刺激或手术创伤有关。

(2)体液不足:与高热、体液丢失过多(呕吐、腹水)和禁食有关。

(3)体温过高:与腹腔内感染、毒素吸收有关。

(4)焦虑、恐惧:与身体不适、病情严重、担心疾病及预后有关。

(5)潜在并发症:休克、腹腔脓肿、粘连性肠梗阻、切口感染等。

七、护理措施

(一)非手术治疗的护理/术前护理

1.病情观察

监测生命体征;密切观察腹部症状和体征的变化,了解腹痛部位、性质、范围、持续时间等的变化;准确记录24 h液体出入量,监测尿量、中心静脉压、血气分析,注意患者有无水、电解质紊乱和酸碱失衡及休克等征象。

2.体位与活动

休克者取休克体位,无休克者取半卧位。半卧位有利于腹壁松弛,减轻腹痛;有利于炎性渗出物向盆腔聚积,减少毒素吸收入血,减轻全身中毒症状;有助于膈肌下降,改善呼吸和循环功能。尽量减少搬动和按压患者腹部,以减轻腹痛和避免加重病情。

3.禁食、胃肠减压

消化道穿孔者必须禁食、禁饮,留置胃管持续胃肠减压,抽出胃肠内容物和气体,以减少胃肠内容物流入腹腔,改善肠壁的血液循环,减轻疼痛,促进胃肠蠕动,使炎症局限并吸收。禁食期间,行肠外营养补充。

4.纠正水、电解质紊乱和酸碱失衡

迅速建立静脉通道,遵医嘱补液,以纠正水、电解质及酸碱平衡失调,必要时输血浆或全血。

5.控制感染

继发性腹膜炎多为混合感染,应遵医嘱根据细菌培养及药物敏感试验结果合理选用抗生素控制感染,并观察药物使用疗效和不良反应。

6.对症护理

高热患者给予物理或药物降温;体温不升者注意保暖。对诊断明确并已决定手术治疗的患者,可适当使用镇痛剂;对诊断不明仍需观察或治疗方案未确定的患者,禁用吗啡类强镇痛剂,以免掩盖病情。病情观察期间,一般禁止灌肠和服用泻药,以免引起肠穿孔,加重腹腔污染。

7.心理护理

注意观察患者的心理及情绪变化,有针对性地做好解释工作,消除和减轻患者的焦虑情绪;向患者及其家属介绍疾病相关知识,提高其认识,使其能积极配合治疗和护理工作。

(二)术后护理

1.病情观察

密切观察患者生命体征变化;观察腹部体征的变化,注意有无腹腔脓肿形成;记录 24 h 液体出入量,监测尿量;观察切口愈合情况。

2.体位和活动

全麻清醒前,去枕平卧,头偏向一侧,注意呕吐情况,保持呼吸道通畅;麻醉清醒后或硬膜外麻醉平卧 6 h 后,血压、脉搏平稳者取半卧位。鼓励患者术后早期活动,以促进术后肠蠕动恢复,防止发生粘连性肠梗阻。

3.禁食、胃肠减压

术后禁食禁饮、胃肠减压,待肠蠕动恢复,拔除胃管后,逐步恢复经口饮食,不足部分肠外营养补充。禁食期间注意做好口腔护理。

4.补液、控制感染

遵医嘱合理补液,必要时输新鲜全血、血浆,以维持和纠正水、电解质和酸碱平衡。遵医嘱继续使用抗生素,进一步控制腹腔感染,重点预防腹腔脓肿及切口感染的发生。

5.腹腔引流管的护理

妥善固定并正确标记引流管,防止脱出、扭曲、受压或抬高,并经常挤压引流管防止堵塞,以保持管道通畅和有效引流;生命体征平稳后取半卧位,并经常更换体位以利引流;严格无菌操作,定时更换引流袋;准确记录引流液的量、色、质;若引流液颜色澄清、非脓性,引流量明显减少,每日<10 mL,无发热、腹痛、腹胀等情况,白细胞计数恢复正常时可考虑拔管,拔管后继续观察患者病情变化。

八、健康教育

1.预防宣教

有消化系统疾病者应早期积极治疗;进行安全知识宣教,以免腹部受伤。

2.饮食指导

向患者讲解禁食、胃肠减压的意义和重要性。指导患者术后正确饮食,鼓励其进食营养丰富、易消化食物,循序渐进,少食多餐,避免生冷、辛辣、刺激性食物。

3.活动指导

解释术后早期活动的重要性,鼓励其早期进行活动,促进肠功能恢复,防止肠粘连、深静脉血栓形成等。

4.复诊指导

术后定期复诊,如有腹痛、腹胀、恶心、呕吐等不适,应及时就医。

第四节　腹　外　疝

疝是体内脏器或组织离开其正常解剖位置，通过先天或后天形成的薄弱点、缺损或孔隙进入另一解剖位置。多发生于腹部，以腹外疝多见。腹外疝是由腹腔内脏器或组织连同壁腹膜经腹壁薄弱点或孔隙向体表突出所致。腹外疝根据其发生部位分为腹股沟疝、股疝、脐疝、切口疝、白线疝等。

一、病因

1.腹壁强度降低

(1)先天性因素：主要是指某些器官或组织穿过腹壁或盆壁时形成的先天性薄弱点，如精索或子宫圆韧带穿过的腹股沟管、脐血管穿过的脐环、股动静脉穿过的股管等；也包括腹白线发育不良。

(2)后天性因素：如腹部手术切口愈合不良、腹壁神经损伤、外伤或感染、年老体弱或过度肥胖造成腹壁肌萎缩等，胶原纤维代谢紊乱等。

2.腹内压力增高

常见原因有慢性咳嗽、长期便秘、排尿困难、腹水、妊娠、搬运重物、从事重体力劳动、婴儿经常啼哭等。若腹壁强度正常，一般腹内压增高不至于导致疝。

二、病理解剖

典型的腹外疝由疝环、疝囊、疝内容物和疝外被盖组成。疝囊是壁腹膜向外突出所形成的囊状结构，由疝囊颈、疝囊体两部分组成，其中疝囊颈是比较狭窄的部分，是疝环所在部位。疝环是疝内容物向体表突出的门户，也称疝门，是腹壁的薄弱区或缺损处。临床上各种疝通常以疝环所在部位作为命名依据，如腹股沟疝、股疝、脐疝、切口疝等。疝内容物是突入疝囊内的腹内脏器或组织，以小肠最为多见，其次是大网膜。盲肠、阑尾、膀胱、横结肠、乙状结肠也可作为疝内容物进入疝囊，但较少见。疝外被盖指覆盖在疝囊以外的腹壁各层组织，通常由筋膜、肌肉、皮下组织和皮肤组成。

三、分类

根据疝回纳的难易程度和血供情况，可分为以下 4 类。

1.易复性疝

最常见，也称单纯性疝。当患者腹内压增高时，疝内容物向外突出进入疝囊；患者平卧、休息或用手向腹腔内推送疝块时，疝内容物很容易回纳腹腔，称为易复性疝。

2.难复性疝

疝内容物不能回纳或不能完全回纳入腹腔，这种无血液循环障碍、临床症状较轻的疝称为难复性疝，其内容物大多数是大网膜。因疝内容物反复突出致疝囊颈受摩擦而损伤并发生粘连所致。少数病程长、疝环大的腹外疝，盲肠、乙状结肠、膀胱等可随后腹膜滑入疝囊，并成为疝囊壁的一部分，这种疝称为滑动性疝，也属于难复性疝。

3.嵌顿性疝

疝环较小而腹内压骤然升高时，疝内容物可强行扩张疝环进入疝囊，随后，疝环弹性回缩，将内容物卡住，使疝内容物不能回纳入腹腔，称为嵌顿性疝。其内容物若为肠管，肠壁及系膜受压，静脉回流先出现障碍，肠壁瘀血水肿，由淡红转为深红，可有黄色渗液，此时更难回纳，但肠系膜动脉搏动尚可扪及。肠管嵌顿可导致机械性肠梗阻。若嵌顿此时能被解除，病变肠管可恢复正常。

4.绞窄性疝

嵌顿性疝，若疝内容物嵌顿时间过久，肠管及其系膜受压不断加重，可使其动脉血流减少，最终完全被阻断，即为绞窄性疝。此时肠系膜动脉搏动消失，肠管失去光泽、弹性和蠕动能力，最终变黑坏死，继发感染可导致便血、腹膜炎和感染性休克等。绞窄性疝和嵌顿性疝是同一个病理过程的两个不同发展阶段，临床上很难截然分开。

四、临床表现

1.腹股沟疝

发生在腹股沟区的腹外疝称为腹股沟疝。腹股沟疝男女发病率之比约为 15∶1，右侧多于左侧。其以腹壁下动脉为界分为斜疝和直疝两种，其中以腹股沟斜疝最为多见。疝囊从腹股沟管深环（腹环，位于腹股沟中点上方 2 cm 和腹壁下动脉外侧处）突出，经过腹股沟管，再穿出腹股沟管浅环（皮下环）并可进入阴囊，称为腹股沟斜疝。其占全部腹外疝的 75%～90%，占腹股沟疝的 85%～95%。疝囊经腹股沟三角（亦称 Hesselbach 三角、海氏三角、直疝三角）直接由后向前突出者，称为腹股沟直疝。

（1）腹股沟斜疝：多见于儿童及青壮年男性。腹股沟区可触及包块，多呈带蒂的梨形，可降至阴囊或大阴唇。平卧或用手向腹腔回纳后，手指经阴囊皮肤伸入腹股沟管皮下环，可感觉皮下环扩大，嘱患者咳嗽，此时指尖有冲击感。用手指紧压腹股沟管深环，让患者起立并咳嗽，疝块不再出现。移去手指，则见疝块由外上方向内下方突出。

（2）腹股沟直疝：多见于年老体弱者，一般无自觉症状。主要表现为患者站立或腹内压增高时，腹股沟内侧、耻骨结节外上方出现一半球形肿块，不降入阴囊。直疝疝囊颈宽大，患者平卧后疝块多能自行消失，故极少发生嵌顿。腹股沟直疝与腹股沟斜疝均发生在腹股沟区，应加以鉴别。

2.股疝

疝内容物通过股环经股管向隐静脉裂孔（卵圆窝）突出的疝称股疝。多见于中年以上经产妇，与女性骨盆较宽、股管口宽大松弛有关。股疝是腹外疝中最容易嵌顿的疝，因股管近乎呈垂直角度，疝块在卵圆窝处向前转折成一锐角，且股环较小，因此容易嵌顿，加上被周围韧带压迫，极易发展成绞窄性疝。故一旦确诊，应及时手术。

3.脐疝

腹腔内的器官或组织由脐环突出所形成的疝称脐疝。脐疝分婴儿型和成人型 2 种。婴儿脐疝较多见,大多数是因先天性脐环闭锁不全所致,2 岁之前多采用非手术治疗;成人脐疝少见,多发生在中年肥胖的经产妇女。成人脐疝因疝环狭小,边缘较坚韧且缺乏弹性,容易发生嵌顿和绞窄。

4.切口疝

发生于腹壁手术切口的疝称切口疝。主要原因为切口感染导致腹壁组织破坏,其他如营养不良、放置引流物时间过长或因术后腹胀、便秘、剧烈咳嗽等引起腹内压增高,导致切口内层的腹膜、筋膜、腱膜等组织裂开,使腹壁强度降低。切口疝的疝环宽大,很少发生嵌顿。

五、辅助检查

1.透光试验

腹股沟斜疝阴囊透光试验阴性,鞘膜积液透光试验阳性。

2.实验室检查

疝内容物继发感染时白细胞计数和中性粒细胞比例升高,粪便检查可为血便、隐血试验阳性或见白细胞。

3.X 线检查

疝嵌顿或绞窄时 X 线检查可见肠梗阻征象。

六、治疗原则

腹外疝除少数情况外一般均应尽早手术治疗。

1.非手术治疗

(1)棉束带法或绷带压深环法:1 岁以内的患儿,可采用棉束带或绷带包扎压迫腹股沟管深环,避免疝内容物脱出,因腹肌会随着生长发育而逐渐增强,腹外疝有自愈的可能。

(2)医用疝带:年老体弱或伴有严重疾病不能耐受手术者,可在回纳疝内容物后佩戴医用疝带,阻止疝块脱出。

(3)手法复位:嵌顿性疝具备下列情况时可先试行手法复位。①嵌顿时间在 3～4 h 内,局部压痛不明显,无腹部压痛或腹肌紧张等腹膜刺激征者。②年老体弱或伴有其他严重疾病而估计肠内容物尚未绞窄坏死者。手法复位后需严密观察腹部情况。

2.手术治疗

手术修补是治疗腹股沟疝最有效的方法。绞窄性疝和手法复位失败的嵌顿性疝应行急诊手术。常用的手术方式包括疝囊高位结扎术和疝修补术。后者又可分为传统疝修补术、无张力疝修补术和经腹腔镜疝修补术。

七、常见护理诊断

(1)焦虑、恐惧:与疝影响日常工作生活、担心手术治疗及预后有关。

(2)疼痛:与难复性疝、嵌顿性疝、绞窄性疝及手术有关。

(3)知识缺乏:缺乏有关腹外疝的病因、预防复发和促进术后康复的相关知识。

(4)潜在并发症:术后阴囊血肿、切口感染等。

八、护理措施

(一)非手术治疗的护理(术前护理)

1.棉束带压迫治疗的护理

1 岁以内患儿的腹股沟斜疝采用棉束带压迫治疗期间,应指导家属学会正确的使用方法,经常检查棉束带的松紧度,观察局部皮肤的血运情况;保持棉束带的清洁,若被污染应立即更换,以免接触过久发生皮炎。

2.疝带压迫治疗的护理

佩戴疝带时常可产生不适感,患者易出现厌烦情绪,应安慰患者,并说明疝带使用的意义,争取患者的理解与配合。指导患者正确佩戴疝带,防止压迫错位而影响效果。但应注意,长期使用疝带时,可导致疝囊颈反复受摩擦而增厚,增加疝嵌顿的机会,并可使疝囊与疝内容物发生粘连,形成难复性疝。

3.病情观察

密切观察腹部情况,若患者出现剧烈腹痛,疝块突然增大、紧张发硬、触痛明显、不能回纳腹腔,应高度警惕疝嵌顿的可能,需立即通知医生,及时处理。

4.饮食护理

普通饮食,鼓励患者多饮水、多吃蔬菜等富含纤维素食物,保持排便通畅。

5.体位与活动

一般患者卧位和活动不受限制,但巨大疝患者应卧床休息 2～3 天,减少活动,回纳疝内容物,使局部组织松弛,减轻充血、水肿。

6.消除腹内压增高的因素

腹内压增高可影响修补部位的愈合,导致疝修补术失败或术后疝的复发。凡术前存在咳嗽、便秘、排尿困难等症状时,应积极处理,待症状控制后方可手术;抽烟的患者术前应戒烟 2 周;注意保暖,防止受凉感冒。

7.术前准备

术前日晚灌肠,防止术后便秘和腹胀。对嵌顿或绞窄性疝伴有肠梗阻者,术前常规禁食和给予胃肠减压;纠正体液失衡,并使用抗生素预防感染。术前排空膀胱,必要时留置导尿管保持膀胱空虚,以防术中误伤。

(二)术后护理

1.病情观察

密切观察生命体征的变化,切口有无渗血、渗液、感染征象,阴囊有无血肿等,发现异常应报告医生处理。

2.体位与活动

术后取平卧位,膝下垫软枕,使膝、髋关节微屈曲,腹肌松弛,以降低腹腔内压力和腹股沟切口张力,利于切口愈合和减轻切口疼痛。术后一般需卧床 3～5 天。无张力疝修补术后,患者可早期离床活动。年老体弱、复发性疝、绞窄性疝、巨大疝患者应延长卧床时间，以防术后初期疝复发。卧床期间注意饮食、排便护理及适当的床上活动。

3.饮食护理

一般患者术后6～12 h无恶心、呕吐即可进流质饮食，次日可进软食或普通饮食。行肠切除吻合术者术后应禁食，待肠道功能恢复后方可进流质饮食，再逐步过渡到半流质、普通饮食。

4.并发症的预防和护理

(1)防止腹内压增高：术后注意保持大、小便通畅，如有便秘及排尿困难应及时处理；加强保暖，防止受凉引起感冒咳嗽，若有咳嗽应及时应用药物治疗，并嘱患者在咳嗽时用手掌按压伤口，减少腹内压增高对切口愈合的不利影响。

(2)预防阴囊血肿：因阴囊位置较低且组织结构比较松弛，术后常可出现阴囊血肿，故术后切口部位常规用沙袋(0.5 kg)压迫24 h，或用丁字带或阴囊托把阴囊托起，以减少渗液、渗血的积聚，促进回流和吸收。

(3)预防切口感染：注意观察切口情况，保持敷料清洁、干燥，避免大、小便污染，婴幼儿更应加强护理，发现敷料污染或脱落时，应及时更换，防止切口感染。嵌顿性或绞窄性疝术后，遵医嘱合理应用抗生素。

九、健康教育

1.知识宣教

向患者及其家属宣教腹外疝的原因和手术的必要性，减少其顾虑，使其配合治疗。

2.出院指导

出院后逐渐增加活动量，但3个月内应避免重体力劳动或提举重物；积极治疗和预防引起腹内压增高的因素，如慢性咳嗽、慢性便秘、排尿困难等。若腹外疝复发，应及早就医。

第四章　新生儿常见疾病的护理

第一节　正常足月新生儿

正常足月新生儿是指出生时胎龄满37～42周，体重在2 500 g以上，无畸形和疾病的活产婴儿。

一、足月新生儿特点

（一）外观特点

正常足月儿体重在2 500 g以上，身长47 cm以上，哭声响亮，肌肉有一定张力，四肢屈曲，皮肤红润，胎毛少，耳壳软骨发育良好，乳晕清楚，乳头突起，乳房可扪及结节，整个足底有较深的足纹，男婴睾丸下降，女婴大阴唇覆盖小阴唇。

（二）呼吸系统

胎儿在宫内不需要肺的呼吸，但有微弱的呼吸运动。胎儿肺内充满液体，出生时经产道挤压，1/3肺液由口鼻排出，其余由肺间质毛细血管和淋巴管吸收，如吸收延迟，则出现湿肺症状。分娩后新生儿在第1次吸气后紧接着啼哭，肺泡张开。其呼吸较浅快，频率为40次/分左右，常呈腹式呼吸。

（三）循环系统

胎儿出生后血液循环发生巨大变化：①脐带结扎。②肺血管阻力降低。③卵圆孔和动脉导管出现功能性关闭。心率波动较大，100～160次/分，平均120～140次/分，血压平均为9.3/6.7 kPa(70/50 mmHg)。

（四）消化系统

足月儿消化道面积相对较大，有利于营养吸收。而胃呈水平位，贲门括约肌发育较差，幽门括约肌发育较好，易发生溢乳和呕吐。新生儿肠壁较薄，通透性高，有利于吸收母乳中营养物质，也易使肠腔内毒素及消化不全产物通过肠壁而进入血液循环，引起中毒症状和过敏现象。足月儿除胰淀粉酶不足外，其余消化酶均能满足生理需要。胎粪呈墨绿色，由肠黏膜脱落上皮细胞、羊水及消化液组成。出生后12 h内开始排泄，3～4天内排完，若超过24 h还未见胎粪排出，应检查是否为肛门闭锁。足月儿肝葡糖醛酸转移酶的活力较低，是出现生理性黄疸及对某些药物解毒能力低下的原因之一。

(五)血液系统

由于胎儿期处于相对缺氧状态,故足月儿出生时血液中红细胞数和血红蛋白量较高,血红蛋白中胎儿血红蛋白(HbF)约占70%,后渐被成人血红蛋白(HbA)替代。由于胎儿血红蛋白对氧有较强的亲和力,氧离曲线左移,不易将氧释放到组织,所以新生儿缺氧时发绀不明显。足月儿刚出生时白细胞数较高,第3天开始下降。足月儿血容量为80～100 mL/kg。

(六)泌尿系统

足月儿一般生后第1天排尿,如生后48 h无尿,需要检查原因。新生儿肾小管稀释功能尚可,但肾小球滤过率低,浓缩功能较差,因此排出同样量的溶质需比成人多2～3倍的水。新生儿排磷功能较差,因此牛奶喂养儿易导致低钙血症。

(七)神经系统

新生儿脑相对较大,重300～400 g,占体重10%～12%(成人仅2%)。新生儿期间视觉、听觉、味觉、触觉、温觉发育良好,痛觉、嗅觉(除对母乳外)相对差些。足月儿出生时已具有原始的神经反射,如觅食反射、吸吮反射、握持反射、拥抱反射和交叉伸腿反射等。由于锥体束发育不成熟,正常新生儿也可出现巴宾斯基征、凯尔尼格征、佛斯特征阳性。

(八)免疫系统

胎儿可从母体通过胎盘得到免疫球蛋白IgG,因此不易感染一些传染病如麻疹;而免疫球蛋白IgA和IgM则不能通过胎盘传给新生儿,因此新生儿易患呼吸道、消化道感染和大肠埃希菌(大肠埃希菌)、葡萄球菌败血症。新生儿单核吞噬细胞系统和白细胞的吞噬作用较弱,血清补体比成人低,白细胞对真菌的杀灭能力也较低,这是新生儿易患感染的另一种原因。人乳的初乳中含较高分泌型免疫球蛋白IgA,应提倡母乳喂养,提高新生儿抵抗力。

(九)体温调节

新生儿体温调节功能差,皮下脂肪较薄,体表面积相对较大,容易散热,其产热主要依靠棕色脂肪的代谢。新生儿所处的环境温度要适宜。室温过高时足月儿能通过皮肤蒸发和出汗散热,但如体内水分不足,血液浓缩而出现发热,称“脱水热”;室温过低时则可引起体温低下或寒冷损伤综合征。

(十)能量、水和电解质需要量

新生儿总的能量需要为:出生后第1天209.2～313.8 kJ/kg(50～75 kcal/kg),以后增至每日418.4～502.1 kJ/kg(100～120 kcal/kg)。其体液总量占体重的65%～75%,每日液体需要量为:第1天为60～80 mL/kg,第2天为80～100 mL/kg,第3天以上为100～140 mL/kg;钠、钾每日需要量各1～2 mmol/kg。新生儿患病时易发生酸碱失衡,其碳酸氢盐的肾阈值低,肾处理酸负荷能力不足,故特别容易发生代谢性酸中毒,需及时纠正。

(十一)常见几种特殊生理状态

1.生理性体重下降

新生儿出生数日内,因丢失水分较多,出现体重下降,但一般不超过10%,出生后10天左右,恢复到出生时体重。

2.生理性黄疸

生理性黄疸于新生儿出生后2～3天出现,4～5天达高峰,2周内消退,除皮肤及巩膜黄染外无临床症状，肝功能正常，血中非结合胆红素增加。

3.乳腺肿大

生后第3～5天，男、女足月新生儿均可发生乳腺肿胀，如蚕豆到鸽蛋大小，系出生后母体雌激素影响中断所致。一般不需处理，切勿强行挤压，以免继发感染。生后2～3周内消退。

4.口腔内改变

新生儿上腭中线和齿龈切缘上常有黄白色小斑点，分别俗称为“上皮珠”和“板牙”，系上皮细胞堆积或黏液分泌物积留所致，于生后数周至数月自行消失。其两颊部的脂肪垫，俗称“螳螂嘴”，对吸乳有利，不应挑割，以免发生感染。

5.假月经

有些女婴生后5～7天阴道可见血性分泌物，持续2～3天，称假月经。系因妊娠后期母亲雌激素进入胎儿体内，生后突然中断，而形成类似月经的出血，一般不必处理。

二、常见护理问题

(1)有窒息的危险：与溢奶和呕吐有关。

(2)有体温改变的危险：与体温调节功能不完善有关。

(3)有感染的危险：与新生儿免疫功能不足有关。

(4)有受伤的危险：与没有自我防卫能力有关。

三、护理措施

(一)新生儿室要求

有条件的医院应设立新生儿病区或在病区中设立新生儿病室，并应安置在阳光充足、空气流通的朝南区域。病室内最好备有空调和空气净化设备，保持室温在24～26℃、相对湿度在55％～65％。每张病床占地面积为2.5 m^2，床间距离为60 cm以上。规模较大的病区应设入院观察室、危重监护室、足月儿室及早产儿室，另配1～2间空房间，供临时隔离或空气消毒时轮换使用，条件许可的还应设置血气分析等检查室。

(二)保持呼吸道通畅

(1)在新生儿娩出后开始呼吸前，应迅速清除口、鼻部的黏液及羊水，保持呼吸道通畅，以免引起吸入性肺炎。

(2)经常检查鼻孔是否通畅，清除鼻孔内的分泌物。

(3)保持新生儿适宜的体位，一般取右侧卧位，如仰卧时避免颈部前屈或过度后仰；给予俯卧位时，需专人看护，防止窒息。

(4)避免随意将物品阻挡新生儿口鼻腔或按压其胸部。

(三)维持体温稳定

新生儿体温调节功能尚不完善，因此应有必要的保暖措施，保暖方法有头戴帽、母体胸前怀抱、母亲“袋鼠”怀抱、热水袋、婴儿培养箱和远红外辐射床等。使用时因人而异，最好使婴儿处于“适中温度”的环境，适中温度指能维持正常体核及皮肤温度的最适宜的环境温度，在此温度下，身体耗氧量最少，蒸发散热量最少，新陈代谢最低。此外，值得引起注意的是接触婴儿的手、仪器、物品等均应预热，以免导致传导散热。

（四）预防感染

1.建立消毒隔离制度和完善的清洗设施

要求人人严格遵守，入室更衣换鞋，接触新生儿前后勤洗手，避免交叉感染。每季度对工作人员做1次咽拭子培养，对带菌者及患感染性疾病者应暂时调离新生儿室。病室应该使用湿法进行日常清洁，安装空气净化器，并要定期进行全面的清洁消毒，病室每月一次空气培养。

2.脐部处理

一般在新生儿分娩后1～2 min内结扎，遵守无菌操作，消毒处理后包扎脐残端。同时应每日检查脐部，1天2次用3%过氧化氢溶液洗净后，再用5%聚维酮碘溶液消毒，直至脐残端脱落，脐凹干燥。如有感染可局部使用抗生素。

3.皮肤护理

新生儿出生后，初步处理皮肤皱褶处的血迹，擦干皮肤后给予包裹。每日沐浴1次，达到清洁皮肤和促进血液循环的目的。同时检查皮肤黏膜完整性及有无肛旁脓肿等情况。

（五）供给营养

1.喂养

正常足月儿提倡早哺乳，一般生后0.5 h左右即可给予母乳喂哺，鼓励按需喂奶。确实无法母乳喂养者先试喂5%～10%葡萄糖水，如无消化道畸形及吸吮吞咽功能良好者可给予配方乳。人工喂养者，奶具专用并消毒，奶流速以能连续滴出为宜。

2.磅体重

定时、定磅秤，每次测定前均要调节磅秤零位点，确保测得体重的精确度，为了解营养状况提供可靠依据。

（六）确保新生儿安全

避免新生儿处于危险的环境，如高空台面，可能触及的热源、电源及尖锐物品。工作人员的指甲要短而光滑。

（七）健康教育

1.促进母婴感情建立

目前国内外均大力提倡母婴同室和母乳喂养。因此，如母婴的情况允许，婴儿出生后，应尽早（30 min内）将新生儿安放在母亲身旁，进行皮肤接触，鼓励早吸吮，促进感情交流，以利于婴儿身心发育。

2.宣传育儿保健常识

向家长介绍喂养、保暖、预防感染、预防接种等有关知识。

3.新生儿筛查

护理人员应了解新生儿筛查的项目，如先天性甲状腺功能减退症、先天性肾上腺皮质增生症、苯丙酮尿症和半乳糖血症等，按要求进行筛查。

四、出院指导

（一）喂养

1.提倡母乳喂养

母亲患有结核、肝炎等传染病时，不能再喂母奶；遇患重感冒、发热等暂停母乳喂养。有上述情况、无母乳或母乳不足时可选用专为婴儿配方的奶粉。

2.人工喂养儿应注意几点

（1）奶粉冲配法：按容量1∶4（1份奶粉∶4份水）配成全奶。奶粉不能冲得过浓或过稀，以免引起消化不良或营养不足。

（2）奶量：一周内30～45毫升/次，二周内45～60毫升/次，半月以上75～100毫升/次，每隔3 h左右喂一次。个别婴儿奶量视消化功能和需要而定。

（3）喂奶前试奶的温度：将奶滴在手腕内侧，感觉温而不烫即可。喂奶时奶液要充满奶头，不要使婴儿吸入空气而引起吐奶。最好抱起婴儿或托起婴儿头肩部，并将其头侧向一边喂奶。

（4）吃奶后应竖抱，轻拍背部，让其暖气后方可放下，以免吐奶。

（5）奶粉最好现配现喂，若一次配好宜冰箱冷藏，时间不超过12 h。每次喝剩的牛奶不能留至下次再喝。

（6）配奶和喂奶前均须洗净双手，奶瓶和奶头至少每日煮沸消毒一次，每次用后，用开水冲洗并盖上干净纱布。

（7）天气炎热时须在两次喂奶间适当喂些水。

3.喂奶时须特别小心

若出现呛咳、憋气、面色发紫时应立即停喂，头低侧卧，拍背驱出气道内奶汁后急送医院。

4.观察婴儿是否吃饱

吃奶后婴儿精神活泼，不哭，能安静入睡3～4 h，体重增长每月在0.7 kg以上，说明奶量足够；如常哭闹不安，伴吸吮动作，吃奶后仍哭闹，说明奶量不足，需加量。新生儿奶量每次加15 mL左右。

（二）观察婴儿大便

（1）母乳喂养的小儿大便呈金黄色、糊状，每日3～4次。

（2）人工喂养儿大便为淡黄色，较干，有时可有白色小凝块，每日1～2次。

（3）泡沫样绿色大便、酸臭、婴儿腹部胀气，是由于糖太多，应减少糖的进量。

（4）大便干燥，有白色硬结块，臭味重，是因为蛋白质过多，没有完全消化，应减少奶量。

（5）绿色、黏液大便，量少、次数多，婴儿哭闹不安，可能奶量不足，应增加奶量。

（6）大便中粪与水分开、色黄、有不消化奶瓣、次数增多，为消化不良，可延长吃奶间隔时间、稀释奶液或口服助消化药，必要时去医院就医。

（7）大便次数多、水分多、似蛋花汤样或黏液脓血、有腥臭味，需立即去医院治疗。

（三）皮肤护理

（1）小婴儿衣服宜用柔软棉质布制作，穿着宜宽松，衣服不用纽扣以免损伤皮肤，开襟衫带子不能扎得过紧，避免擦伤腋下皮肤；久藏箱子的衣服，要晒洗后再穿，这是由于个别婴儿接触樟脑丸后会产生溶血。

(2)每日需洗脸、洗手、洗臀部,注意头颈、腋窝、肘弯、会阴部、手心、指缝等处的清洁。脐带脱落者夏天每日洗澡,冬季每周1～2次。洗澡前要提高室温至29～30℃,洗澡时动作轻柔、及时擦干,可在皮肤皱褶部位扑爽身粉(将粉倒在手心里再均匀抹在婴儿身上,避免将粉吸入),并及时修剪指甲。对婴儿的皮肤、黏膜切勿针刺或艾灸,以免感染。

(四)脐部护理

脐带未脱落或脱落后脐窝仍潮湿者,每日用3%过氧化氢溶液洗净后,再用5%聚维酮碘溶液消毒两次,并保持局部清洁干燥,避免洗澡水和尿液污染脐部。如脐部有血或脓性分泌物,应去医院诊治。

(五)臀部护理

新生儿尽量不用纸尿裤,宜选用浅色、柔软、吸水性好的旧棉质尿布,并及时更换。每次便后用温水轻轻洗净臀部,用软毛巾吸干水分。轻度臀红时可给予呋锌油涂敷;若皮肤有破损,可在洗净臀部后涂红霉素软膏或爱疗素软膏,并采用臀部暴露疗法。

第二节　新生儿败血症

新生儿败血症是病原体侵入新生儿血液循环并在其中生长繁殖,产生毒素所造成的全身性感染。常见病原体为细菌,也可为真菌、病毒或其他病原体。细菌感染以葡萄球菌、大肠埃希菌为主。近年来,机会致病菌引起败血症有增多趋势。

一、临床特点

(一)产前、产时感染

一般在出生后3天内出现症状,而产后感染一般在出生3天后出现症状。

(二)临床表现

无特异性,表现为全身中毒症状,可累及多个系统。

(1)体温不稳定:可表现为发热或体温不升,面色苍白或青灰。

(2)神经系统:精神萎靡、嗜睡、反应低下、少哭少动、重者不哭不动。并发化脓性脑膜炎时则有激惹、凝视、颈部抵抗、前囟饱满、抽搐等。

(3)消化系统:少吃、不吃、呕吐、腹胀、腹泻、体重不增,严重患儿出现中毒性肠麻痹(腹胀、肠鸣音消失)和坏死性小肠结肠炎(吃奶量减少、胃潴留、腹胀、呕吐、腹泻、血便等)。

(4)呼吸系统:气促、发绀、呼吸暂停。

(5)循环系统:心率加快、脉搏细速、皮肤花纹、四肢末端凉或冷。重者出现毛细血管充盈时间延长、血压下降、酸碱平衡紊乱、出血、弥散性血管内凝血等循环衰竭表现。

(6)黄疸常加重,持续不退或退而复现,可伴肝脾大。

(7)硬肿。

(8)迁徙性病灶：脓毒败血症时可出现局部蜂窝织炎、脓气胸、骨髓炎、肝脓肿等。

(9)发病前可有脐炎、脓皮病、甲沟炎等。

(三)辅助检查

(1)血常规：白细胞总数低于 5.0×10^9/L 或超过 20×10^9/L，中性粒细胞比例升高，血小板小于 100×10^9/L。

(2)末梢血C反应蛋白(CRP)增高，大于 8 mg/L。

(3)末梢血中性粒细胞杆状核细胞所占比例≥0.2。

(4)血培养阳性。

二、护理评估

(一)健康史

询问患儿有无宫内、产时和产后感染史，如母亲产前有无发热、胎膜早破、产程延长、羊水混浊发臭；是否为早产；患儿出生时有无复苏抢救史，是否接受过损伤性操作；近期有无皮肤黏膜破损，有无脐炎、脓疱疹等。

(二)症状、体征

注意体重增长情况。评估患儿的面色及肤色、反应、哭声、吃奶、体温情况；有无感染性病灶，特别是脐部和皮肤有无破损或化脓；有无腹胀、呼吸暂停、黄疸和肝脾大、硬肿、出血倾向及休克等；有无神经系统阳性体征。

(三)社会、心理

评估家长有无焦虑及家长对该病的认识程度、护理新生儿知识和技能的掌握程度、家庭的卫生习惯和居住环境等。

(四)辅助检查

注意白细胞总数、血小板值，有无中毒颗粒和核左移。了解血培养结果(但血培养阳性率低，约10%。阳性可确诊，阴性而症状和体征非常明显者仍不能排除败血症，尤其是在应用抗生素之后做血培养者)。了解C反应蛋白是否升高。

三、常见护理问题

(1)体温失调：体温升高或低于正常与感染有关。

(2)皮肤黏膜完整性受损：与皮肤破损或化脓性感染有关。

(3)营养失调：低于机体需要量与食欲缺乏、摄入量不足及疾病消耗增加有关。

(4)有血管损伤的可能：与败血症疗程长、需反复静脉穿刺有关。

(5)合作性问题：感染性休克、化脓性脑膜炎、骨髓炎等。

(6)知识缺乏：家长缺乏护理新生儿知识和技能。

四、护理措施

(一)血培养采集

应在抗生素使用之前抽血以提高血培养阳性率，抽血时严格无菌操作避免杂菌污染，取血量至少 1 mL，采血后即送细菌室培养。必要时同时做双部位采血，分别培养。

（二）保证有效静脉用药

（1）抗生素现配现用，遵医嘱准时分次使用，以维持抗生素有效血浓度。熟悉所用抗生素的药理作用、用法、不良反应及配伍禁忌。

（2）遵医嘱正确静脉输入免疫球蛋白：部分患儿输注免疫球蛋白 1 h 内可出现头痛、哭闹、心率加快、恶心。因此最初 0.5 h 以 5 mL/h 速度输入，如无不良反应再加快速度。血管活性药物应尽可能使用上肢近心端静脉，以较快发挥效果。纠正酸中毒用碳酸氢钠一般稀释至 1.4%，30～60 min 内输完。

（3）本病治疗疗程长且需每 12 h 一次或每 8 h 一次用药，加上部分抗生素如万古霉素等药物静脉刺激性强，因此静脉损伤大。应注意保护静脉，如采用外周静脉置管，应从远端到近端有计划地使用静脉，提高静脉穿刺成功率，尽量做到一针见血。肘部静脉暂时保留以备必要时中心静脉置管使用。对于血培养持续阳性或并发化脓性脑膜炎、脓胸、骨髓炎等估计抗生素使用达 2 周以上者应及早行中心静脉置管。

（三）清除局部病灶

脐部感染时先用 3%过氧化氢溶液清洗，再涂 5%聚维酮碘溶液，必要时用抗生素溶液湿敷；脓疱疹可用无菌针头刺破后涂 5%聚维酮碘溶液或抗生素软膏；鹅口疮在吃奶后或两餐奶间涂制霉菌素甘油；皮肤破损者局部涂 5%聚维酮碘溶液，创面大者必要时给予保温箱暴露疗法。

（四）维持正常体温

提供中性环境温度。体温偏低或体温不升时，及时加盖包被、热水袋或保温箱保温；体温过高时给予松解包被、洗温水澡、多喂水，新生儿一般不用药物降温以免体温过度下降。

（五）耐心喂养，保证营养供给

不能进食时可行鼻饲或通过静脉补充能量和水分，必要时输注鲜血或血浆。

（六）密切观察病情，发现异常及时处理

1.症状体征的观察

监测体温，观察面色、精神反应、哭声、吃奶、黄疸情况。注意有无出血倾向，如皮肤黏膜出血，重症出血时可口吐咖啡色液体，应及时吸引清除防止窒息，并给予吸氧和止血药物。注意有无腹胀、潴留、呕吐、黏液血便等坏死性小肠结肠炎表现，必要时禁食，腹胀明显者给予胃肠减压、肛管排气。注意观察有无迁徙性病灶。

2.并发症的观察

如患儿出现持续发热、激惹、面色青灰、颈部抵抗、呕吐、前囟饱满、两眼凝视、呼吸暂停提示有化脓性脑膜炎可能；如患儿面色青灰、脉搏细速、毛细血管充盈时间延长、皮肤花纹、四肢厥冷、皮肤有出血点等应考虑感染性休克；黄疸突然加重伴拒食、嗜睡、肌张力减退提示胆红素脑病可能。出现以上情况应及早与医师联系，积极处理。

3.观察药物疗效和毒不良反应

抗生素应用后如病情无改善、反复或恶化，应及时与医师联系，以便适当调整抗生素。头孢类抗生素可引起双重感染和凝血功能障碍。万古霉素可造成听力、肾脏损害，输液速度宜慢，保证输注 1 h 以上，并监测尿常规，及时做听力检查。

接触患儿前洗手，保持患儿皮肤黏膜清洁、干燥、完整，做好脐部护理等，以防止院内继发感染。

五、出院指导

1.出院后用药

新生儿败血症的抗菌治疗必须用足疗程。病情治愈出院者，出院后不必再用药，用药疗程未足而自动出院者，可遵医嘱带口服抗生素直至用足疗程，具体用药种类、剂量与方法必须遵照医嘱。口服药物一般在新生儿两餐奶间服用，服药时，将药物置于奶瓶中用适量的温开水溶化后套上奶嘴喂入，喂后再喂少许温开水，以冲尽奶瓶、奶嘴及口腔内的残余药液。

2.家庭观察

需要引起警惕的异常症状，如精神食欲欠佳、嗜睡、哭声减弱、体温改变、脐轮红肿（脐炎）、脐部有脓性渗液等。

危险征兆：面色苍白或青灰、肢端厥冷、皮肤花斑等休克表现；并发化脓性脑膜炎时主要症状有发热、拒乳、呕吐、烦躁、颈部抵抗、尖叫、双眼发直、抽搐等。出现以上情况请立即就诊。

3.做好日常护理，预防感染

保持婴儿皮肤黏膜、臀部及脐部的清洁干燥。勿用不洁布等揩洗新生儿口腔，不能针刺、艾灸、挑割和擦伤婴儿的皮肤黏膜。勤换尿布，每次大便后洗净臀部，预防尿布疹。避免尿液污染未愈合的脐部，包裹脐带的敷料必须无菌。接触婴儿前洗手，护理时动作应轻柔。减少探视，避免患病者护理婴儿。根据气候变化及时添减衣被，避免过冷或过热。

第三节　新生儿肺炎

一、临床特点

（一）吸入性肺炎

主要指胎儿或新生儿吸入羊水、胎粪、乳汁等引起的肺部炎症。胎儿在宫内或娩出时吸入羊水所致肺炎称羊水吸入性肺炎；吸入被胎粪污染的羊水引起的肺炎称胎粪吸入性肺炎；出生后因喂养不当、吞咽功能不全、反流或呕吐、食管闭锁和唇裂、腭裂等引起乳汁吸入而致肺炎称乳汁吸入性肺炎。其中以胎粪吸入性肺炎最为严重，病死率最高。

1.羊水、胎粪吸入者

羊水、胎粪吸入者多有宫内窘迫和（或）产时的窒息史。

（1）羊水吸入量少者可无症状或仅轻度呼吸困难，吸入量多者常在窒息复苏后出现呼吸窘迫、青紫，口腔流出液体或泡沫，肺部可闻及粗湿啰音。

（2）胎粪吸入者症状常较重，分娩时可见羊水混胎粪，患儿皮肤、脐窝、指（趾）甲胎粪污染，口鼻腔、气管内吸引物中含胎粪。窒息复苏后很快出现呼吸急促、鼻翼扇动、三凹征、呼气呻吟及发绀甚至呼吸衰竭。双肺可闻及干湿啰音。可并发肺不张、肺气肿、纵隔气肿或气胸、持续肺动脉高压、急性呼吸窘迫综合征(ARDS)等。

2.乳汁吸入者

乳汁吸入者常有喂奶时或喂奶后呛咳,乳汁从口、鼻腔流出或涌出。症状与吸入程度有关。患儿可有咳嗽、喘憋、气促、发绀、肺部啰音等。严重者可导致窒息。

3.辅助检查

(1)血气分析:常有低氧血症或高碳酸血症,pH 降低。

(2)胸部 X 线检查:双肺纹理增粗,常伴肺气肿或肺不张,可见结节状阴影或不规则斑片状影。胎粪吸入性肺炎双肺可有广泛粗颗粒阴影或斑片状云絮影,常伴气漏。

(二)感染性肺炎

感染性肺炎是指出生前、出生时或出生后感染细菌、病毒、原虫等微生物引起的肺炎。宫内和分娩过程中感染以大肠埃希菌、B 族链球菌、巨细胞病毒为主;生后感染以金黄色葡萄球菌、大肠埃希菌为主,近年来机会致病菌如克雷伯菌、表皮葡萄球菌、厌氧菌、真菌等亦可引起。新生儿感染性肺炎多数为产后感染性肺炎,可由上呼吸道炎症向下蔓延引起,也可为败血症并发。宫内、产时感染发病早,产后感染发病较晚。

1.症状与体征

主要有发绀、呻吟、口吐泡沫、呼吸急促、鼻翼翕动、点头样呼吸、三凹征、体温异常、反应差、吃奶差。早产儿可见呼吸暂停,日龄大的新生儿可有咳嗽。双肺可闻及干湿啰音。严重者可出现呼吸衰竭、心力衰竭。金黄色葡萄球菌肺炎易并发气胸、脓胸、脓气胸,病情常较严重。

2.辅助检查

(1)外周血象:白细胞总数细菌感染大多增高;病毒感染正常或降低。

(2)宫内感染脐血或出生早期血 IgM>200 mg/L。

(3)血气分析和电解质测定:常有低氧血症或高碳酸血症,pH 降低,可伴有电解质紊乱。

(4)病原学检查:采集深部气道分泌物或支气管肺泡灌洗液作细菌培养,必要时作病毒学及支原体、衣原体、解脲脲原体检测可呈阳性。

(5)胸部 X 线片:产前感染者常以肺间质病变为主;产时 B 族链球菌感染,胸部 X 线片与肺透明膜病相似,后期呈大片毛玻璃影;产后感染者多见两肺散在斑片状阴影,可伴大片融合或肺不张、肺气肿等。

二、护理评估

(一)健康史

询问母亲孕期尤其是孕后期有无感染病史,如巨细胞病毒或弓形虫等感染;有无羊膜早破;询问羊水颜色、性质,有无宫内窘迫或产时窒息;了解阿普加(Apgar)评分;了解生后新生儿有无脐部或皮肤等感染病史及呼吸道感染性疾病接触史;有无长期住院、气管插管等医源性感染的因素。

(二)症状、体征

注意评估患儿是否反应差、发热或体温不升,注意呼吸频率、节律、深浅度,观察有无发绀、呻吟、口吐白沫、呼吸急促、吸气性三凹征、胸腹式呼吸、咳嗽、呼吸暂停等。

(三)社会、心理

新生儿肺炎多数预后良好,痊愈出院。少数早产儿肺炎、胎粪吸入性肺炎、呼吸机肺炎等病情较重、病死率高或病程迁延者应注意评估家长有无焦虑与恐惧。

(四)辅助检查

了解痰、血化验、胸部X线片检查结果,尤其应注意了解血气分析结果,以指导氧疗。

三、常见护理问题

(1)不能有效清理呼吸道:与炎症使呼吸道分泌物增多、咳嗽无力等有关。

(2)气体交换功能受损:与吸入羊水、胎粪、奶汁及肺部炎症有关。

(3)喂养困难:与呼吸困难、反应差、拒奶、呛奶等有关。

(4)体温异常:与肺部感染有关。

(5)合作性问题:心力衰竭、气胸、脓胸或纵隔气肿。

四、护理措施

(一)保持呼吸道畅通,改善肺部血液循环,改善通气和换气功能

(1)胎头娩出后立即吸尽口、咽、鼻黏液,无呼吸及疑有分泌物堵塞气道者,立即进行气管插管,并通过气管内导管将黏液吸出,再吸氧或人工呼吸。

(2)室内空气宜新鲜,保持湿度在60%左右。分泌物黏稠者可行雾化吸入,湿化气道分泌物,使之易排出。雾化液可用生理盐水,也可加入抗感染、平喘、化痰药物,雾化吸入每次不超过15 min,以免引起肺水肿。

(3)胸部物理疗法促进血液循环,利于肺部炎症吸收。①头高位或半卧位以利呼吸,肺不张者取健侧卧位。经常翻身、有条件多怀抱。②拍背:由下而上,由外周向肺门用弓状手掌拍击,使小气道分泌物松动易于进入大气道。③吸痰:吸痰负压75~100 mmHg,有下呼吸道分泌物黏稠,造成局部阻塞引起肺不张、肺气肿者可用纤维支气管镜术吸痰。④根据病情和胸部X线片中病变的部位选用适当的体位引流,以利呼吸道分泌物或胎粪的清除。⑤病程迁延者可行胸部超短波或红外线理疗。

保持安静减少氧耗,避免剧烈哭闹,必要时遵医嘱使用镇静剂。

(二)合理用氧

轻、中度缺氧采用鼻导管给氧,氧流量为0.5~1 L/min或面罩给氧,氧流量为2~3 L/min。重度缺氧可用头罩给氧,氧流量为5~8 L/min。并根据动脉血氧分压及时调节吸入氧浓度,使PaO_2维持在50~80 mmHg至青紫消失为止。如青紫无改善,PaO_2持续低于50 mmHg或$PaCO_2$持续高于60 mmHg,并发呼吸衰竭时,可气管内插管进行机械通气。给氧浓度不宜过高,时间不宜太长,以免发生早产儿视网膜病、支气管或肺发育不良等并发症。

（三）维持正常体温

置患儿于中性环境温度中。患新生儿肺炎时，体温可能升高也可能降低，应根据病情不同，采取相应方法维持正常体温。

（四）耐心喂养，保证营养供给

患儿易呛奶，能喂奶时应将头部抬高或抱起，并少量多餐耐心间隙喂奶，不宜过饱，以免影响呼吸和引起呕吐、吸入。呛奶严重或呼吸困难明显者可行鼻饲。进食少者根据不同日龄、体重、对液量的具体要求给予静脉补液，重症肺炎补液时适当控制输液速度避免诱发心力衰竭。

（五）密切观察病情，及时发现异常并积极处理

监测体温、心率、呼吸、血压、经皮氧饱和度、动脉血气，记录出入液量，并注意观察以下几点。

(1)呼吸系统表现是否改善，如青紫、呼吸困难、咳嗽有无改善。

(2)全身症状是否好转，如反应、体温、进奶量等。

(3)观察有无并发症，如面色苍白或发绀加重、烦躁、短期内呼吸明显加快，心率加快，肝脏增大，提示并发心力衰竭，应配合做好给氧、镇静、强心、利尿等处理。如烦躁不安、突然呼吸困难伴青紫加重、一侧胸廓饱满及呼吸音降低可能合并气胸，应立即做好胸腔穿刺或胸腔闭锁引流准备。如出现烦躁、前囟隆起、惊厥、昏迷，则可能并发中毒性脑病，遵医嘱止痉、脱水等治疗。如腹胀明显，可能存在中毒性肠麻痹或低血钾，予禁食、胃肠减压、肛管排气，低血钾根据血钾报告补钾。

五、出院指导

（一）出院后的环境

选择阳光充足、空气流通的朝南房间为佳。室温要求在22～24℃，夏冬季可借助空调或取暖器调节。相对湿度55%～65%为宜，气候干燥时可在室内放一盆水。保持室内空气新鲜，无层流或新风系统病室应定时通风，冬天可每日通风2次，每次30 min，避免对流风。

（二）用药

病愈出院后，一般不需要用药。如需服用药物要根据医嘱，不可随意增减。请勿在小儿哭闹时喂药，以免误吸入气管。

（三）喂养

喂养要有耐心，以少量多餐为宜。奶头孔大小要适宜。喂好后将小儿竖直，头伏于母亲肩上，轻拍其背以排出咽下的空气避免溢乳和呕吐，待打嗝后再取右侧卧位数分钟。容易吐奶的小儿可同时抬高肩背部，以促进胃排空减少吐奶的发生。当小儿发生呕吐时，迅速将小儿的头侧向一边，轻拍其背部，并及时清除口鼻腔内的奶汁防止奶汁吸入。

（四）日常护理

多怀抱小儿，如肺炎未愈出院或肺炎恢复期可在脊柱两侧由下而上，由外向内用弓状手掌拍其背部。经常检查鼻孔是否通畅，清除鼻孔内的分泌物。卧位一般取右侧卧位，如仰卧时要避免颈部前屈或过度后伸。洗澡时，要求室温26～30℃，水温38～40℃，关好门窗，动作轻快，及时擦干，注意保暖避免着凉。根据季节及气候及时增减衣服，防止过热或着凉，衣着以小儿的手足温暖而不出汗为宜。少去公共场所，减少探视，避免接触呼吸道感染者。

第四节　新生儿黄疸

新生儿黄疸又称高胆红素血症，是由于新生儿时期血清胆红素浓度升高而引起皮肤、巩膜等黄染的临床现象。分生理性黄疸及病理性黄疸两大类。严重者非结合胆红素进入脑部可引起胆红素脑病（核黄疸），危及生命或导致中枢神经系统永久性损害而留下智力落后、听力障碍等后遗症。

一、临床特点

（一）生理性黄疸

主要由于新生儿肝葡糖糖醛酸转移酶活力不足引起。黄疸一般生后2～3天开始出现，4～5天达高峰，10～14天消退，早产儿可延迟到3～4周。血清胆红素足月儿＜221 μmol/L（12.9 mg/dL），早产儿＜256.5 μmol/L（15 mg/dL）。一般情况良好，以血中非结合胆红素升高为主。

（二）病理性黄疸

1.一般特点

（1）黄疸出现早，一般在生后24 h内出现。

（2）黄疸程度重，血清胆红素足月儿＞221 μmol/L（12.9 mg/dL），早产儿＞256.5 μmol/L（15 mg/dL）。

（3）黄疸进展快，血清胆红素每日上升＞85 μmol/L（5 mg/dL）。

（4）黄疸持续时间长，足月儿超过2周或早产儿超过4周黄疸仍不退或退而复现。

（5）血清结合胆红素＞26 μmol/L（1.5 mg/dL）。

（6）重者可引起胆红素脑病，又称核黄疸，是由于血中游离非结合胆红素通过血-脑屏障引起脑组织的病理性损害。胆红素脑病一般发生在生后2～7天，早产儿更易发生。临床分警告期、痉挛期、恢复期、后遗症期。

①警告期表现：嗜睡、吸吮力减弱、肌张力低下，持续12～24 h。

②痉挛期表现：发热、两眼凝视、肌张力增高、抽搐、两手握拳、双臂伸直内旋、角弓反张，多数因呼吸衰竭或肺出血死亡，持续12～48 h。

③恢复期表现：抽搐减少或消失，恢复吸吮能力，反应好转，此期约持续2周。

④后遗症期表现：于生后2个月或更晚时出现，表现为手足徐动、眼球运动障碍、听力障碍、牙釉质发育不良、智力障碍等。

2.不同病因引起病理性黄疸的特点

（1）胆红素来源增多引起病理性黄疸：以非结合胆红素增高为主。

1）新生儿溶血

①同族免疫性溶血：如新生儿ABO或Rh溶血病或其他血型不合溶血。ABO或Rh溶血病往往于生后24 h内出现黄疸，并迅速加重，可有进行性贫血。ABO溶血病可呈轻中度贫血

或无明显贫血；Rh溶血病贫血出现早且重，严重者死胎或出生时已有严重贫血、心力衰竭，部分患儿因抗体持续存在，可于生后3～6周发生晚期贫血。全身水肿，主要见于Rh溶血病；肝脾大，髓外造血活跃所致；低血糖，见于重症Rh溶血病大量溶血时造成还原型谷胱甘肽增高刺激胰岛素释放所致；重症者可有皮肤瘀点、瘀斑、肺出血等出血倾向；容易发生胆红素脑病。血型鉴定母婴Rh或ABO血型不合；血中有致敏红细胞及免疫性抗体，改良直接抗人球蛋白试验阳性，抗体释放试验阳性，游离抗体试验阳性。

②红细胞酶缺陷溶血：如葡萄糖6-磷酸脱氢酶(G-6-PD)缺乏症，往往生理性黄疸持续不退或进行性加重、贫血、易发生胆红素脑病、高铁血红蛋白还原率下降。

③红细胞形态异常：如遗传性球形或椭圆形、口形红细胞增多症等。球形红细胞增多症可早期出现溶血性贫血，外周血直径较小的球形红细胞增多，红细胞渗透脆性试验阳性，有家族史。

④血红蛋白病：如地中海贫血，可引起胎儿水肿综合征、低色素小细胞性贫血、黄疸、肝脾大。

2)体内出血：头颅血肿、颅内出血、内脏出血等溢至血管外红细胞寿命会缩短而出现黄疸，有相应部位出血的表现。

3)红细胞增多症：常见于宫内缺氧、胎-胎输血、脐带结扎延迟等。一般在生后48 h出现黄疸加深，患儿有多血貌或青紫，呼吸暂停，静脉血红细胞＞6×10^{12}/L，血红蛋白＞220 g/L，血细胞比容＞65%。

4)肠肝循环增加：①开奶延迟，吃奶少，大便排出延迟、排出少或不排(如肠闭锁等消化道畸形)使胆红素重吸收增加而出现黄疸，以非结合胆红素升高为主。②母乳性黄疸，见于母乳喂养儿，可能与母乳中β-葡糖醛酸苷酶活性高使胆红素重吸收增加有关。黄疸于生后3～8天出现，1～3周达高峰，6～12周消退，停喂母乳3～5天黄疸明显减轻或消退，如重新母乳喂养黄疸可稍加重，患儿一般情况良好。

5)其他：维生素E缺乏、低锌血症可影响红细胞膜功能；孕母分娩前静脉滴注催产素(＞5 U)和不含电解质的葡萄糖溶液使胎儿处于低渗状态导致红细胞通透性及脆性增加而溶血，母亲有分娩前用药史。以非结合胆红素升高为主。

(2)肝摄取结合胆红素减少：以非结合胆红素升高为主。

1)葡糖醛酸转移酶受抑制：家族性、窒息、缺氧、低体温、低血糖、使用水合氯醛、婴儿室应用酚类清洁剂可抑制转氨酶活力。患儿有血糖及体温异常、窒息、用药等相应病史，以非结合胆红素升高为主。

2)先天性葡糖醛酸转移酶缺乏症(Crigler-Najjar综合征)：Crigler-Najjar综合征分为两型。Crigler-NajjarⅠ型为葡糖醛酸转移酶完全缺乏，常染色体隐性遗传病，多于生后3天内出现明显黄疸，并持续终身，黄疸不能被光疗所控制，需换血再行光疗方能奏效，如不换血大多发生胆红素脑病，酶诱导剂无效。Crigler-NajjarⅡ型为葡糖醛酸转移酶部分缺乏，常染色体显性遗传病，酶诱导剂有效，个别发生胆红素脑病。

3)家族性暂时性新生儿高胆红素血症(Lucey-Driscoll综合征)：Lucey-Driscoll综合征为母亲孕中、后期血清中一种能通过胎盘到达胎儿体内的孕激素抑制了葡糖醛酸转移酶所致。有明显家族史，多于生后48 h内出现严重黄疸，如不及时换血可发生胆红素脑病，出生后2周内黄疸逐渐消退。

4)先天性非溶血性黄疸(Gilbert 综合征):Gilbert 综合征为常染色体显性遗传病。肝细胞摄取胆红素功能障碍,也可伴有葡糖醛酸转移酶活性部分减低。一般黄疸轻,呈慢性或间歇性。

5)酸中毒、低蛋白血症:影响非结合胆红素与清蛋白结合。血气分析可见 pH 降低或血清蛋白低。

6)药物:磺胺类、水杨酸盐、维生素 K_3、吲哚美辛、毛花苷 C 与胆红素竞争 Y/Z 蛋白结合位点;噻嗪类利尿剂可使胆红素与清蛋白分离等。患儿有用药史。

7)其他:甲状腺功能减退、脑垂体功能低下、先天愚型(唐氏综合征)等常伴血胆红素升高或生理性黄疸消退延迟。甲状腺功能减退表现为少哭、喂奶困难、吸吮无力、肌张力低、腹膨大、便秘、生理性黄疸持续不退,血清 T_3、T_4 降低,促甲状腺激素(TSH)增高。

(3)胆红素排泄障碍:引起结合胆红素增高或混合性高胆红素血症。

1)肝细胞对胆红素的排泄障碍

①新生儿肝炎综合征:如 TORCH(T:弓形虫;R:风疹病毒;C:巨细胞病毒;H:单纯疱疹病毒;O:其他如乙肝病毒、梅毒螺旋体、EB 病毒等感染)引起,以巨细胞病毒感染最常见。感染可经胎盘传给胎儿或在通过产道时被感染,常在生后 1～3 周或更晚时出现黄疸,粪便色浅或灰白,尿色深黄,可有畏食、呕吐、肝脏肿大、肝功能异常;血清巨细胞病毒、疱疹病毒、风疹病毒、弓形虫 IgM 抗体阳性;巨细胞病毒(cytomegalovirus,CMV)感染者还可有 CMV 特异性结构蛋白 PP65 阳性、尿 CMV-DNA 阳性;梅毒患儿梅毒螺旋体间接血凝试验(TPHA)及快速血浆反应素试验(RPR)阳性。

②先天性代谢缺陷病:如半乳糖血症,患儿进食乳类后出现黄疸、呕吐、体重不增、白内障、低血糖和氨基酸尿,红细胞 1-磷酸半乳糖尿苷转移酶活性低,血半乳糖升高。

③先天性遗传性疾病:如家族性进行性胆汁瘀积、先天性非溶血性黄疸(结合胆红素增高型)等。以结合胆红素升高为主。家族性进行性胆汁瘀积初为间歇性黄疸,常诱发于感染,以后转变为慢性进行性胆汁瘀积,肝硬化。

2)胆管胆红素的排泄障碍

①新生儿先天性胆道闭锁:生后 1～3 周出现黄疸并逐渐加重,大便生后不久即呈灰白色,皮肤呈深黄绿色,肝脏明显增大,质硬,大多于 3～4 个月后发展为胆汁性肝硬化,以结合胆红素增高为主,腹部 B 超检查可发现异常。

②先天性胆总管囊肿:呈间歇性黄疸、腹部肿块、呕吐、无黄色大便,超声检查可确诊。

③胆汁黏稠综合征:严重新生儿溶血病时大量溶血造成胆总管被黏液或浓缩胆汁所阻塞。皮肤呈深黄绿色,大便呈灰白色,尿色深黄,以结合胆红素升高为主。

④肝和胆道肿瘤、胆道周围淋巴结病压迫胆总管引起黄疸,以结合胆红素升高为主。腹部 B 超或 CT 检查协助诊断。

(4)混合性:如新生儿败血症,感染的病原体或病原体产生毒素破坏红细胞及抑制转氨酶活性引起黄疸。常表现为生理性黄疸持续不退或退而复现或进行性加重,有全身中毒症状,有时可见感染灶,早期以非结合胆红素升高为主或两者均高,晚期有的以结合胆红素升高为主,血培养可阳性,白细胞总数、C 反应蛋白增高。

（三）辅助检查

（1）血常规：溶血者红细胞和血红蛋白降低（早期新生儿小于 145 g/L），网织红细胞显著增高（大于 6%），有核红细胞增高（大于 10/100 个白细胞）。

（2）血清总胆红素增高，结合和（或）非结合胆红素升高。

二、护理评估

（一）健康史

了解母亲妊娠史（胎次、有无不明原因的流产、早产及死胎、死产史和输血史，妊娠并发症，产前有无感染和羊膜早破）；有无黄疸家族史；患儿的兄、姐有无在新生儿期死亡或者明确有新生儿溶血病；询问父母血型、母婴用药史；了解患儿喂养方式（母乳或人工喂养）、喂养量和大小便颜色、量；了解患儿有无接触樟脑丸、萘；询问黄疸出现时间及动态变化。

（二）症状、体征

评估黄疸程度、范围；有无皮肤黏膜苍白、水肿、肝脾大；评估患儿有无心率快等心力衰竭表现及嗜睡、角弓反张、抽搐等胆红素脑病的表现；检查有无头颅血肿；注意有无脓疱疹、脐部红肿等感染灶；注意大小便颜色及大便次数、量。

（三）社会、心理

评估家长对黄疸病因、预后、治疗、护理的认识程度；了解家长心理状态。有无认识不足和焦虑。

（四）辅助检查

了解母子血型，血红蛋白、网织红细胞、血清胆红素值尤其是非结合胆红素是否升高，抗人球蛋白试验、红细胞抗体释放试验等是否阳性。了解红细胞渗透脆性试验、肝功能检查是否异常。高铁血红蛋白还原率是否小于 75%。了解血培养是否阳性、白细胞总数、C 反应蛋白是否增高。了解血、宫内感染病原学检查结果及腹部 B 超等检查结果。

三、常见护理问题

（1）合作性问题：胆红素脑病。

（2）有体液不足的危险：与光照使失水增加有关。

（3）皮肤完整性受损：与光照疗法引起结膜炎、皮疹、腹泻致尿布疹有关。

（4）有感染的危险：与机体免疫功能低下有关。

（5）知识缺乏：家长缺乏黄疸的护理知识。

四、护理措施

（一）密切观察病情

1.观察黄疸的进展和消退情况

监测胆红素值；观察皮肤黄染程度、范围及其变化；注意大小便色泽。

2.观察贫血进展情况

严密监测患儿贫血的实验室检查结果。观察患儿面色、呼吸、心率、尿量、水肿、肝脏大小等情况，判断有无心力衰竭。

（二）减少胆红素产生，促进胆红素代谢，预防胆红素脑病

1.做好蓝光疗法和换血疗法准备工作与护理工作

需做换血疗法者用无菌生理盐水持续湿敷脐带残端保持新鲜，防止脐血管干燥闭合，为脐动脉插管做准备。

2.遵医嘱给予血浆、清蛋白和转氨酶诱导剂

非结合胆红素增高明显者遵医嘱尽早使用血浆、清蛋白以降低胆红素脑病的危险。清蛋白一般稀释至5%静脉输注。溶血病者遵医嘱正确输注丙种球蛋白以抑制溶血。

3.杜绝一切能加重黄疸、诱发胆红素脑病的因素

避免发生低温、低血糖、窒息、缺氧、酸中毒、感染，避免不恰当使用药物等。①做好保暖工作，监测体温，维持体温正常。②供给足够的热量和水分，如病情允许及早、足量的喂养，不能进食者由静脉补充液体和热量。监测血糖，及时处理低血糖。③监测血气分析、电解质，缺氧时给予吸氧，及时纠正酸中毒。④避免使用影响胆红素代谢的药物，如磺胺类、吲哚美辛等。⑤防止感染，加强皮肤、黏膜、脐带、臀部护理，接触患儿前洗手。⑥保持大便通畅，必要时开塞露灌肠，促进胆红素排泄。⑦避免快速输入高渗性药液，以免血脑屏障暂时开放而使胆红素进入脑组织。

（三）减轻心脏负担，防止心力衰竭

（1）保持患儿安静，减少不必要的刺激，各项治疗护理操作尽量集中进行。

（2）清蛋白静脉输注4 h左右，必要时在输注后遵医嘱预防性使用呋塞米以减轻心脏负荷。

（3）心力衰竭时输液速度5 mL/(kg·h)左右。遵医嘱给予利尿剂和洋地黄类药物，并密切观察药物反应，防止中毒。

五、出院指导

（一）用药

出院时若黄疸程度较轻，日龄已大，可不必再服用退黄药物。出院时黄疸仍明显，可能需要服用苯巴比妥与尼可刹米联合制剂（酶诱导剂）3～6天。贫血者强调铁剂的补充。G-6-PD缺陷者，可因某些药物如维生素K_3、磺胺类、解热镇痛药及新生霉素等引起溶血和黄疸，乳母和小儿都应避免应用。肝炎综合征病程较长，一般需4～6个月，出院后常需要服用保肝药，如葡醛内酯、胆酸钠等，同时小儿要加强脂溶性维生素A、维生素D、维生素E、维生素K的补充。

（二）复查

疑有胆红素脑病或已确诊胆红素脑病，应加强神经系统方面的随访，以便尽早做康复治疗。新生儿溶血病的小儿，一般在生后2～3个月内每1～2周复查一次血红蛋白，若血红蛋白降至80 g/L以下，应输血以纠正贫血。患肝炎综合征的小儿，应每隔1～2个月复查肝功能，直至完全康复。

（三）就诊

孩子出现下列情况如小儿黄疸持续时间较长，足月儿大于2周，早产儿大于4周，黄疸消退或减轻后又再出现或加重，更换尿布时发现大便颜色淡黄或发白甚至呈陶土色，尿色变深黄或呈茶色，或者皮肤出现瘀斑、瘀点、大便变黑等，家长要引起重视，及时就诊。

（四）喂养

母乳营养高、吸收快、无菌且含有多种免疫活性物质，即使是新生儿溶血病仍提倡母乳喂养，可按需喂养。若为G-6-PD缺陷者，乳母和小儿忌食蚕豆及其制品。母乳性黄疸，若黄疸较重可暂停或减少母乳喂养，改喂其他乳制品，2～4天后黄疸会减退，再喂母乳时黄疸再现，但较前为轻且会逐渐消退，所以不必因黄疸而放弃母乳喂养。

（五）促进孩子康复的措施

婴儿和产妇的房间应该保持空气清新，阳光充足。抱孩子适当户外活动，多晒太阳。保持大便通畅，如大便秘结及时用开塞露灌肠排出大便减少胆红素吸收。由于低温、低血糖会加重黄疸，应避免受寒和饥饿。

溶血症患儿母亲如再次妊娠，需做好产前监测与处理。孕期监测抗体滴度，不断增高者，可采用反复血浆置换术。胎儿水肿，或胎儿Hb低于80 g/L，而肺尚未成熟者，可行宫内输血；重症Rh阴性孕妇既往有死胎、流产史，再次妊娠中Rh抗体效价升高，羊水中胆红素增高，且羊水中磷脂酰胆碱/鞘磷脂比值大于2，可提前分娩，减轻胎儿受累。胎儿娩出后及时送新生儿科诊治。

第五章 老年常见疾病的护理

第一节 老年人的患病与护理特点

随着年龄的增长，各种疾病发生率逐渐增加，严重影响着老年人的生活。生病后如何及时就诊并获得及时救治和护理，如何安全用药，都与疾病能否被尽早治愈和康复有着密切的关系。

一、老年人的患病特点

1.病史采集困难且参考价值小

由于视力、听力下降，记忆力减退，语言表达能力降低，思维迟缓，因而病史采集较困难；老年人对疾病的敏感性降低，不能准确表述疾病的状况，病史的参考价值较小，故应反复确认，以免影响疾病的诊断治疗及预后。

2.起病隐匿、症状体征不典型

因老年人感受性降低，发现时往往疾病已经较为严重，却无明显的自觉症状，或临床表现不典型，临床无法依据症状判断是何种疾病及其严重程度，易造成漏诊和误诊。有些老年疾病表现为非特异性症状，如老年人发生心肌梗死时常无疼痛感，仅出现低热、食欲减退等表现。甲状腺功能亢进患者可能以低热、腹泻或者阵发性房颤的症状出现。肿瘤患者可因症状及体征不典型而延误诊断，错过最佳治疗时机。

3.多种疾病同时存在

因全身各系统存在不同程度老化，防御功能和代偿功能降低，容易同时患有多种疾病，约有70%的老年人同时患有2种或2种以上疾病；由于多个系统之间相互影响，各种症状的出现及损伤的累积效应也随着年龄的增大而逐渐增加，使病情错综复杂。

4.病程长、恢复慢，并发症多

由于免疫力低下，抗病与组织修复能力差，导致病程长、恢复慢。由于各器官功能代偿能力降低，且长期卧床，因而容易出现组织器官挛缩、压疮、骨质疏松等多种并发症。

5.病情变化迅速，预后不良

老年病进展缓慢，病程长，疾病反复发作，对身体各器官损害加重、致残率高，当疾病发展到一定阶段，受到各种诱因激化，病情易恶化。

6.伴发各种心理反应

老年人患病后，在发病的不同时期会出现各种心理问题，发病初期患者往往以焦虑为主要表现，当病情有波动时患者主要表现为恐惧，如果疾病长期未愈则患者又会表现出抑郁、绝望等心理反应，这些反应严重影响疾病的康复。因此，对老年人心理、精神问题要给予重视。

7.易引起药物的不良反应

由于老化使机体的肝肾功能减退，药物在体内代谢和排泄速度迟缓，老年人对药物的敏感性和耐受性差，故老年人用药常会引起药物的不良反应。例如对镇静剂、强心药、利尿药等，一般成人常规剂量即可引起不良反应。因此，老年人用药宜慎重，不宜超量使用药物。

在对老年患者评估时应尽量考虑到上述特点，并注意个体差异，将问诊、体格检查、实验室检查以及其他辅助性检查与医学知识和临床经验相结合。在老年病的治疗方面应尽可能控制病情进展，减轻痛苦，最大限度地恢复正常功能。老年人记忆力减退、行动不便、无人照顾致使对医嘱的执行能力下降并易发生药物不良反应，因此，医护人员应尽量简化治疗方案，减少用药种类和频次，以提高其用药安全性。对需要手术治疗的患者，应做好充分术前准备，尽可能降低手术风险，提高安全性。

二、老年患者的护理特点

由于老年病的表现、诊断、治疗、预后方面的独特特点，护理方面也与成人护理有所区别。除了要做好疾病护理外，还要做好生活护理、心理护理，尤其要保证老年人的安全。

（一）病情评估的全面性

由于生理功能的衰退、感知功能的缺损以及认知功能的改变，接收信息和沟通的能力均会有不同程度的下降。因此，护士对老年患者进行评估时，要注意正确应用沟通技巧，通过观察、询问、体格检查、量表筛查、辅助检查等手段，获取全面、客观的资料，准确判断老年人的健康状况和功能状态，为老年疾病的诊断、治疗及护理提供准确、可靠的依据。

（二）疾病护理的特殊性

1.要有责任心

老年人反应不敏感，容易掩盖疾病的症状，病情发展迅速，不善于表达自己的感受，容易延误病情。要求护理人员既要有较高的专科护理技术，更要有强烈的责任心，尽量减轻患者的痛苦，避免并发症。

2.注重整体护理

由于老年人在生理、心理、社会适应等方面与其他人群有不同之处，尤其是老年患者往往有多种疾病共存，疾病之间彼此交错和影响，因此，护理人员必须树立整体护理的理念，研究多种因素对老年人健康的影响，提供多层次、全方位的护理。

3.增强老年人的自我照顾能力

针对老年人的功能衰退与生活需求，要以健康指导为干预手段，指导老年人不断增强自护能力，以维持其生活自理，增强信心，保持自尊。

（三）心理护理的必要性

老年人患病后常伴有各种心理变化，常感到孤独无助、焦虑紧张，康复求生欲强，希望得到及时的诊断、良好的治疗和护理。针对老年患者的心理特征和疾病特点实施心理护理非常重要。在护理工作中，要善于通过观察、倾听了解老年患者的心理需要，对患者提出的问题要耐心解释，技术操作时动作轻柔，尽量减少疼痛和紧张情绪。在生活上给予充分照顾，让患者感受到温暖，保持愉悦的心境。

（四）安全护理的普遍性

在临床护理中，做到预见性护理，对保证患者安全、减少并发症是非常重要的。如高血压和糖尿病是心脑血管疾病的重要原因，控制高血压及糖尿病是预防脑血管疾病的重要措施。护士要对每位患者做到心中有数，提高警觉性和责任感，做到预见性护理，严密观察，为医生提供准确可靠的疾病信息。

（五）安全用药的重要性

因老年患者器官衰退，解毒和代谢功能降低，故对药物治疗反应各异，易出现不良反应。因此，在为患者拟订治疗方案时，护士应熟悉药理知识，依据病情提出用药建议，按所用药物的作用机制、用法、不良反应、禁忌证及注意事项等设计科学的用药护理程序，确保老年人用药安全。

（六）康复护理的科学性

护理工作除了缺损功能护理外，应注意老年人残存功能的护理，鼓励老年人最大限度地发挥残存功能，减轻老年人依赖心理，维持基本的生活自理能力。

第二节　老年认知与感知疾病

一、老年性白内障患者的护理

老年性白内障是指中年以后晶状体蛋白变性混浊而引起的视觉功能障碍。其主要表现为无痛性、进行性视力减退。随着年龄的增长，发病率逐渐增加，白内障致盲居各种眼病的首位，其中大部分都是老年人。老年性白内障病因复杂，是由多种因素长期综合作用导致的晶状体退行性改变。研究表明，遗传、年龄、紫外线照射、维生素和微量元素缺乏等均是老年性白内障的危险因素。在发病初期和未成熟期，注意营养素的摄入，遵医嘱用药，以延缓病情发展。中后期最有效的治疗方法是手术治疗，分为晶状体摘除和人工晶状体植入。

老年性白内障根据晶状体混浊的部位不同，分为皮质型、核型、囊下型三类。临床上以皮质型和核型多见。

（一）护理评估

1.健康史

询问老年人视力障碍出现的时间、程度、发展的速度，对生活的影响及治疗情况等；询问老年人有无家族遗传史，有无心脑血管病及糖尿病病史；询问老年人的工作性质、生活习惯、饮食状况及健康状况，是否有烟酒嗜好，平时是否注意用眼卫生等。

2.身体状况

(1)渐进性无痛性双侧视力减退:早期可出现眼前有固定不动的黑点,单眼复视或多视、物像变形、昼盲或夜盲等。最后仅能见眼前光感和手动,直至失明。两眼可先后发病。

(2)视力障碍:与晶状体混浊部位有关,中央部位的混浊对视力影响较大。

(3)眼球胀痛、视力下降:皮质性白内障出现眼球胀痛,视力下降,须控制眼压。

3.心理、社会状况

了解老年人是否因视力障碍影响饮食起居和社会交往;是否因严重影响日常生活能力而产生焦虑、悲观情绪;有无担心失明出现的恐惧等。家人是否给予关心和爱护,是否给予适当的生活照顾。

4.辅助检查

散瞳后使用检眼镜或裂隙灯显微镜检查,可发现晶状体混浊。角膜曲率及眼轴长度检查,可计算手术植入人工晶体的度数。

(二)常见护理诊断、问题

(1)感知觉紊乱,视力下降:与晶状体混浊有关。

(2)有受伤的危险:与视力障碍有关。

(3)知识缺乏:缺乏有关白内障防治和自我保健的相关知识。

(4)焦虑:与视力障碍、担心失明及手术有关。

(5)潜在并发症:继发性青光眼、晶状体脱位。

(三)护理措施

1.一般护理

(1)环境:提供安全、舒适的生活环境。因老年人视力减退,色彩分辨力弱,室内装修应避免色彩反差过大。

(2)生活护理:生活要有规律,保持精神愉快,避免过度疲劳和用眼过度。常用的物品位置固定,放在易于拿取的地方。

(3)饮食护理:饮食宜清淡、富含纤维素,多吃蔬菜和水果,多摄入富含脂溶性维生素及含硒、锌的食品,忌辛辣。

2.病情观察

对白内障患者,要注意检测患者的视力、视野、瞳孔、眼压的变化,并做好记录。如出现头痛、眼痛、恶心等症状,应及时报告医生。注意观察药物疗效及副作用。

3.对症护理

(1)对于有眩光的老年人,建议其照明用柔和的白炽灯或戴黄色或茶色眼镜以减少眩光,当室外强光照射进户时,可用纱帘遮挡,外出时戴好防护眼镜。

(2)做好安全教育,物品固定摆放,活动空间宽敞无障碍。卫生间设计合理,照明要好,开关要安置于易于触碰处,下水道通畅。在老年人活动空间内安置扶手。住院患者的床头要悬挂“防跌倒”标识,加强巡视。

(3)老年人如出现头痛、眼痛、视力下降等症状,应立即就医,预防急性青光眼。慎用散瞳剂如阿托品,尤其在膨胀期,易诱发急性闭角型青光眼。

(4)需要手术的患者,术前做好心理疏导,协助患者进行各项检查,并说明检查目的、意义;术后嘱患者卧床休息,术眼用硬质眼罩保护,防止外力碰撞,严密观察有无并发症如眼部感染等,出现并发症应告知医生并及时处理。

4.用药护理

早期根据医嘱使用谷胱甘肽滴眼液,口服维生素。中晚期患者要遵医嘱手术治疗。

5.心理护理

加强与患者的沟通,给患者及家属讲解疾病的知识,减轻其对不良预后的恐惧感,使患者树立信心,积极配合治疗。

6.健康指导

(1)预防老年性白内障:①保持眼部卫生,勤洗手,勿用力揉眼,毛巾要清洁柔软。②饮食清淡,易消化,多食含维生素丰富的食物。③预防和治疗全身性疾病。④正确使用滴眼液。

(2)佩戴眼镜:遵医嘱佩戴合适的眼镜。

(3)定期接受眼科检查:确定视力下降的程度,明确视力减退对老年人的影响,帮助老年人制订生活计划。

二、老年性聋患者的护理

老年性聋是指随年龄的增长,听觉器官发生不可逆性的衰老退变,为双耳对称性、缓慢听力下降。多属感音性耳聋,表现为高音频听觉困难和语言分辨能力差,可伴有耳鸣。耳聋可影响老年人与他人的正常沟通和交流,对文化程度低的老年人更是妨碍了外界信息的接收,因此,做好老年性聋的预防和护理显得尤为重要。

老年性聋是由多种因素共同作用而引起的。遗传、环境、饮食、精神因素等与老年性聋关系密切。心脑血管疾病、糖尿病等也是加速老年性聋的因素。老年性聋目前尚无有效治疗方法,可通过改善内耳微环境、益气升阳中药等缓解症状,也可通过佩戴合适的助听器提高生活质量。

(一)护理评估

1.健康史

询问老年人近期是否有听力下降,如倾向于大声说话或希望别人大声说话,经常要求重复谈话内容等现象;了解有无耳鸣、眩晕等不适;询问生活习惯、饮食状况及健康状况;是否有脂代谢异常、动脉硬化、糖尿病等病史;有无居住环境嘈杂、严重精神压力等。是否用过耳毒性的药物等。

2.身体状况

不明原因的双侧对称性听力下降,以高频听力下降为主。听力方向感与语言辨别能力显著下降,许多老年人常出现"打岔"现象。低声说话听不见,大声说话又感觉嘈杂、刺耳难受,即"重听现象"。常伴有耳鸣,开始为间歇性,逐渐发展呈持续性,夜深人静时更明显,常影响老年人的睡眠。

3.心理、社会状况

由于听力减退,影响老年人交流,导致其抑郁少言,产生隔绝感和孤独感,损害老年人的身心健康。

4.辅助检查

检耳镜检查耳道有无充血、分泌物、耵聍栓塞及鼓膜;纯音听力检查双耳高频听力损失情况,测得的数值可为佩戴助听器提供参考。

(二)常见护理诊断、问题

(1)感知觉紊乱,听力下降:与耳部退行性病变及血液供应减少有关。

(2)沟通障碍:与听力下降有关。

(3)知识缺乏:缺乏有关耳聋的防护知识。

(4)焦虑:与听力障碍、担心耳聋有关。

(三)护理措施

1.一般护理

生活环境要安静、安全,避免噪声干扰。合理膳食,建议低糖、低盐、低脂肪、高纤维素饮食,及时补充锌元素。注意劳逸结合,保持健康的生活方式。

2.病情观察

观察患者听力下降的程度,老年人与外界沟通和联系是否存在障碍及程度。

3.对症护理

与老年人交谈时,说话速度要慢,发音清楚,必要时,可采用手势、表情等方式。

4.用药护理

遵医嘱使用改善内耳微循环的药物,观察药物疗效及副反应。补充维生素类药物及微量元素等。

5.心理护理

了解老年人的心理状态,进行适时的心理护理。尊重、关心老年人,加强护患沟通交流,避免老年人因耳聋产生孤独和自卑的心理。

6.健康指导

(1)老年性聋的预防:因内耳微循环功能较差,对噪声和耳毒性药物等有害因素的敏感性增高,应避免噪声环境及耳毒性药物的影响;积极预防和治疗全身性疾病如高血压、糖尿病等;教会老年人用手掌按压耳朵和用食指按压环揉耳屏;避免过度劳累,保持心情舒畅。

(2)助听器的使用:教会老年人正确使用助听器、指导保养助听器,延长助听器的使用寿命。

三、老年急性脑血管病患者的护理

脑血管疾病(cerebral vascular disease,CVD)是指脑血管病变导致脑功能障碍的临床综合征。CVD是神经系统的常见病和多发病,多发于老年期,具有发病率高、致残率高、复发率高、死亡率高的特点,是老年常见疾病致死原因之一。

(一)脑出血

脑出血(intracerebral hemorrhage,ICH)指原发性非外伤性脑实质内的出血,在急性脑血管病中病死率最高,且随年龄增长而增高,急性期病死率达30%~40%,相当一部分患者留有偏瘫、失语、智力障碍等后遗症,严重威胁老年人的健康和生命。

高血压及高血压合并脑动脉硬化是脑出血最常见的病因。由于长期高血压导致小动脉硬化，在脑动脉的分叉或转弯处形成微动脉瘤，在遇到某些诱因如寒冷、情绪激动、过度劳累后，血压骤然升高，导致微动脉瘤破裂出血。因出血部位和出血量的不同而表现出不同的临床症状，老年人脑叶出血较多见，特别是淀粉样变性或抗凝治疗引起的脑出血多位于脑叶，以顶叶最多。老年人有不同程度脑组织萎缩，脑神经细胞代偿能力差，发生脑出血时临床症状重，意识障碍重且不易恢复。另外老年人心、肺、肾等脏器功能减退，一旦发生脑出血，最易出现并发症，使病情复杂化，造成多器官衰竭，增加病死率。

急性期加强病情观察，调整血压，消除脑水肿，维持生命功能，防止并发症。有手术适应证者宜在超早期（发病后 6 h 内）进行手术，可挽救重症患者的生命，促进神经功能恢复。恢复期加强功能锻炼，促进脑功能恢复，提高生存质量。

（二）脑栓塞

脑栓塞（cerebral embolism）是指脑动脉被进入血液循环的栓子堵塞所引起的急性脑血管疾病，占脑梗死的 15%。老年人脑栓塞多由冠心病及大动脉病变引起，多在动态下发病并迅速达高峰。临床表现取决于栓子堵塞的动脉部位，意识障碍和癫痫发生率高，神经系统体征不典型，由于老年人常有多种疾病并存，心、肺、肾等脏器功能较差，易发生多种并发症，如肾衰、心衰、应激性溃疡等。部分老年人可出现无症状性脑梗死，临床诊断主要依靠脑 CT 和 MR 检查。急性期采取综合治疗，尽可能恢复脑部血液循环，恢复期尽早进行康复训练。

（三）脑血栓形成

脑血栓形成（cerebral thrombosis，CT）是指由于脑动脉粥样硬化或其他因素造成管腔狭窄或闭塞，导致相应区域脑组织因急性供血不足或血流中断而发生缺血、缺氧或坏死，临床出现相应的神经系统症状和体征，在急性脑血管病中最常见。本病好发于 60 岁以上的老年人，男性多于女性。

脑动脉粥样硬化是老年人脑血栓形成的最常见的病因，动脉粥样硬化或动脉炎等引起血管内皮损伤，血液成分和血流动力学改变导致血流缓慢、血液黏滞度增加，使局部血小板及纤维素等黏附、聚集形成血栓，阻塞血管，相应区域脑组织因急性供血不足或血流中断而发生缺血、缺氧或软化坏死。急性期卧床休息，加强病情监测，调整血压，降低颅内压。掌握溶栓治疗的适应证，采取超早期溶栓治疗，防止继发性脑出血。恢复期控制危险因素，尽早开始康复治疗。

（四）护理评估

1.健康史

询问起病时间、方式及有无明显诱因如情绪激动、疲劳等；有无前驱症状如头痛、头晕、语言障碍、肢体麻木无力等；发病时有无剧烈头痛、呕吐，有无意识障碍及持续时间；询问急救及用药情况；了解患者有无高血压、冠心病、动脉硬化、高脂血症及短暂性脑缺血发作病史；是否遵医嘱使用抗凝、降压等药物；了解患者的生活习惯、饮食结构、烟酒嗜好等。

2.身体状况

（1）脑出血：①老年人一般无前驱症状，少数有头晕、头痛及肢体无力等。②常在体力活动或情绪激动时发病，起病突然，病情进展迅速。因出血部位和出血量的不同而表现出不同的临床症状，如剧烈头痛、呕吐及意识障碍等。老年人由于脑萎缩，脑室容量相对增大，因此，颅压增高症状如头痛、呕吐可不明显，但意识障碍程度重，持续时间长。肢体瘫痪、失语等神经功能缺失表现严重，且不易恢复。③神经系统局灶性损伤表现依出血部位而定。基底节出血表现为“三偏征”，即偏瘫、偏盲、偏身感觉障碍，优势半球出血可有失语。脑叶出血表现为头痛、呕吐、失语、视野异常、癫痫发作及脑膜刺激征等，顶叶出血还可有偏身感觉障碍、空间构象障碍。④老年人多脏器功能减退，故脑出血发生后并发症较多且严重，病情复杂，死亡率高。可并发应激性溃疡、吸入性肺炎、肺栓塞、肺水肿及各种感染等。

(2)脑栓塞：①老年脑栓塞发作急骤，多在活动中发病，无前驱症状。②临床表现取决于栓子堵塞的动脉部位，意识障碍和癫痫发生率高，神经系统体征不典型，如栓塞的动脉较大或发生在椎基底动脉者可很快出现脑水肿继而昏迷危及生命。③无症状性脑梗死多见。④并发症多且严重。

(3)脑血栓形成：①多见于有动脉粥样硬化的老年人，发病前有短暂性脑缺血发作(transient ischemic attack，TIA)史。②常在安静休息或睡眠状态下发病。大多数患者意识清楚或仅有轻度意识障碍，但老年人意识障碍较多见且较重。③有局灶性神经系统损伤的表现，并在数小时或2～3天内达高峰。因血栓发生部位、程度不同患者表现各异，可表现为偏瘫、感觉障碍、语言障碍等。

3.心理、社会状况

评估老年人有无因突发疾病引起的焦虑、恐惧、无助；评估老年人及家属对疾病的了解程度，了解家属对疾病治疗的支持情况。

4.辅助检查

通过影像学检查可了解急性脑血管疾病的类型、程度、范围，同时为手术治疗提供参考。CT对早期脑出血诊断明确，MR弥散加权成像以及波谱分析可以发现早期的脑梗死。脑出血破入脑室时脑脊液压力增高，出现血性脑脊液。

(五)常见护理诊断、问题

(1)意识障碍：与脑出血、脑水肿有关。

(2)躯体移动障碍：与肢体瘫痪或平衡能力降低有关。

(3)语言沟通障碍：与语言中枢受损有关。

(4)焦虑：与生活自理缺陷和担心预后有关。

(5)生活自理缺陷：与偏瘫或长期卧床体力不支有关。

(6)潜在并发症：脑疝、呼吸道感染、消化道出血等。

(六)护理措施

1.紧急救护措施

(1)监测和维持生命体征，必要时吸氧、建立静脉通道及心电监护。

(2)保持呼吸道通畅，必要时吸痰、清除口腔呕吐物或分泌物。

(3)昏迷患者应侧卧位。转运途中注意车速平稳，保护患者头部免受振动。

2.一般护理

(1)卧位与安全：安置患者于合适的体位，保持呼吸道通畅。脑出血患者头部可略抬高，以利于减轻脑水肿。如有躁动、谵妄时应加保护性床档，必要时使用约束带适当约束。脑血栓形成患者宜取平卧位。

(2)休息与活动:保持环境安静,避免声、光刺激,限制亲友探视。病情平稳后,鼓励患者做渐进性活动,如协助患者翻身、坐起、站立、行走等,以逐步恢复体能。

(3)饮食护理:急性脑出血患者发病 24 h 内应禁食,24 h 后根据病情给予高蛋白、高维生素、清淡易消化食物,吞咽困难者给予流食或半流食,必要时给予鼻饲,同时做好口腔护理。每次鼻饲前要抽吸胃液,如患者有呃逆、腹部饱胀、咖啡色胃液或黑便应立即通知医生紧急处理。

3.病情观察

(1)密切观察患者的意识状态,连续监测生命体征,如患者意识障碍加重,出现剧烈头痛、呕吐、躁动不安,呼吸不规则,血压升高、瞳孔大小不等提示有脑疝可能,及时通知医生并配合抢救。

(2)加强心电监测,注意有无心律失常。③观察有无肢体障碍,配合医生进行必要的护理。尽早进行康复训练防止失用性萎缩。

4.对症护理

(1)脑水肿的护理:脑出血急性期如有脑水肿应置冰袋于头部,控制中枢性高热或降低体温,减少组织代谢,缓解脑水肿。脑血栓患者则严禁头部冷敷。

(2)皮肤护理:应每 2 h 翻身 1 次或变换体位,以免局部皮肤长期受压,翻身后保持肢体功能位。

(3)昏迷患者的护理:昏迷患者应做好口腔护理,及时清除呼吸道分泌物,以防误吸。准备好气管切开或气管插管包,必要时配合医生进行气管切开或气管插管。

(4)排便失禁的护理:大便失禁患者应及时清除排泄物,涂保护性润滑油。尿失禁及时给予留置尿管,加强留置导尿的护理,减少尿路感染。

(5)脑缺氧的护理:遵医嘱吸氧,防止脑缺氧。

5.用药护理

遵医嘱用药并观察用药后反应。使用溶栓、抗凝药时注意有无出血倾向;使用甘露醇降颅压时,应选择较粗血管,以保证药物的快速输入,要注意患者的心肾功能。

6.心理护理

由于对预后的无法预知,肢体功能及语言功能障碍造成自理能力下降,治疗效果不佳等因素给老年人增加了精神负担,患者易产生焦虑、恐惧、绝望等心理问题。护士应同情、理解老年患者,做好安慰、解释工作,增强其战胜疾病的信心,同时做好家属的心理疏导。

7.健康指导

(1)康复指导:脑血管疾病后功能的恢复是一个长期的过程,采取以功能训练为主的各种综合措施,预防残疾的发生和减轻残疾的影响,使患者的功能不断恢复和提高。急性期生命体征平稳可进行被动运动,主要目的是预防各种并发症,如肢体挛缩、深静脉血栓形成、压疮、呼吸道感染等。恢复期应做好运动及语言功能的训练,以恢复其自理能力,增强信心。

(2)指导患者自我护理:告知脑血管疾病的康复知识与自我护理方法,控制危险因素,积极防治高血压、糖尿病等。建立健康的生活方式,合理膳食,保持大便通畅、适量运动、睡眠充足。避免过度劳累,保持情绪稳定。遵医嘱合理用药,积极控制血压,一旦出现头痛、呕吐、意识障碍、步态不稳、肢体麻木无力等及时就诊。

四、帕金森病患者的护理

帕金森病(parkinson disease,PD)又称震颤麻痹,属于神经系统变性疾病。主要是中脑的黑质和纹状体变性引起神经递质间平衡受到破坏,即多巴胺减少,肾上腺素和去甲肾上腺素减少,引发乙酰胆碱作用增强而产生的一系列临床症状。主要表现为震颤、肌肉强直、运动缓慢并减少、姿势步态异常。

本病的病因不明,发病机制复杂,可能与脑神经核老化、长期接触工农业毒素,如杀虫剂、除草剂等有关,约有10%帕金森病患者有家族史。目前,PD无法治愈,应用理疗、医疗体育治疗、康复训练等手段可改善症状,维持日常生活能力。也可应用药物和(或)手术治疗,一般应尽量推迟药物治疗和手术治疗时间。

(一)护理评估

1.健康史

了解患者年龄、起病方式、病程;询问患者的职业、工作、生活环境;了解患者既往有无脑动脉粥样硬化、脑炎、外伤史;询问药物使用情况,有无家族史。

2.身体状况

(1)震颤:早期呈静止性震颤,安静或休息时明显,紧张或情绪激动时加重,多从一侧上肢手指开始,手部震颤类似“搓丸样”。逐渐扩展到同侧及对侧上下肢,严重时头部也可出现震颤。

(2)肌强直:从一侧开始发展至对侧和全身。表现为屈肌和伸肌张力增高,呈现“铅管样强直”,如合并震颤,可表现为“齿轮样强直”。面肌运动减少,眨眼少,表情动作减少,面容呆板呈现“面具脸”。

(3)运动减少和运动迟缓:表现为动作缓慢,始动困难,随意运动减少。各种精细动作(如解衣扣、系鞋带等)障碍。

(4)姿势步态异常:身体前倾,肘髋关节屈曲。起步困难,步行慢,步子越走越小,前冲,不易停下,称为“慌张步态”。

(5)其他表现:多汗、便秘、尿频、油脂分泌增多等。

3.心理、社会状况

评估患者对疾病的反应,是否因动作迟缓、行走困难等影响日常生活而产生自卑、忧郁、焦虑心理。了解家属对患者患病的态度、心理支持、照顾程度、照顾方法是否得当及家庭经济状况。

4.辅助检查

脑脊液及尿液中多巴胺及其代谢产物高香草酸(HVA)含量的测定。临床也可采用量表测定进行测查。

(二)常见护理诊断、问题

(1)躯体活动障碍:与震颤、肌强直、步行障碍有关。

(2)自尊低下:与震颤、流涎、面肌强直等身体形象改变,生活依赖他人有关。

(3)营养失调,低于机体需要量:与吞咽困难、饮食减少和肌强直、震颤所致机体消耗量增加有关。

(4)个人应对无效:与丧失功能能力和自理能力有关。

(5)焦虑:与动作迟缓、行走困难等影响日常生活有关。

(6)知识缺乏:缺乏本病相关知识与药物治疗知识。

(三)护理措施

1.一般护理

(1)环境设置:室内光线明亮、温暖、湿润,地面平整、干燥、防滑、宽敞无障碍物,以防患者慌张躲避而跌倒。可在室内制作"帕金森道路"辅助老年人行走。床铺宽大或加防护栏,以防坠床。

(2)饮食护理:①保证足够的营养供给。②服用多巴胺治疗者,宜限制蛋白质摄入量,因为蛋白质消化过程中产生大量中性氨基酸,与左旋多巴竞争进入大脑,降低左旋多巴的疗效。蛋白质摄入量限制在每日0.8 g/kg以下,全日总量40～50 g,尽量选择优质蛋白如乳、蛋、鱼类等。多吃新鲜蔬菜、水果,多食含酪氨酸的食物如瓜子、杏仁、芝麻等,可促进脑内多巴胺的合成。适当控制脂肪的摄入。

2.病情观察

注意患者震颤的变化,步伐移动情况,生活自理能力的变化等。建议患者或家属坚持写病情治疗与康复记录,以便及时发现病情变化。

3.对症护理

(1)对咀嚼、吞咽功能障碍者,为避免进食过快引起的呛咳、坠积性肺炎,指导患者进食时宜缓慢,集中注意力。

(2)对于流涎过多的患者,可使用吸管,必要时鼻饲流食,保证营养的供给。

(3)对于出汗较多的患者,注意补充水分。

(4)预防并发症:①环境设置合理,预防跌倒及坠床。②做好饮食护理,选择合适的体位,卧床患者餐后及时清洁口腔,预防误吸。③鼓励患者经常变换体位和轻拍背部,促进痰液排出,预防肺部感染。④长期卧床者经常变换体位,预防压疮。⑤预防便秘。

4.用药护理

应用药物治疗控制症状,从最小剂量开始,品种不宜多,不宜突然停药或随意更换药品。护理人员要详细交代服药的时间、剂量及不良反应,如左旋多巴可引起腹痛、直立性低血压、精神错乱等,要注意观察。药物累加可引发中毒,一旦出现,及时复诊。

5.心理护理

细心观察患者的心理状况,鼓励患者并注意倾听他们的心理感受。护理人员和家属要共同配合,做好知识宣传,让患者了解病情,主动配合治疗和护理。生活上避免不良刺激,尽量满足患者需求。鼓励患者自我护理,增加其独立性及自信心。

6.健康指导

(1)康复指导:康复训练贯穿在疾病的整个治疗过程中,指导患者坚持主动运动和功能锻炼,多做皱眉、鼓腮、露齿和吹哨等动作;加强日常生活动作训练,进食、洗漱、穿脱衣服尽量自理;病情较重者指导其进行姿势及步态训练,卧床者指导其做被动肢体活动和肌肉、关节按摩。

(2)安全指导:患者动作缓慢、笨拙,用餐时应防止呛咳或烫伤。要注意移开环境中的障碍物,路面及厕所地面要防滑,走路时持拐杖助行,外出活动或沐浴时应有人陪护,防止跌倒及受伤。嘱患者避免登高、避免单独使用危险器具和易碎的器皿,防止意外受伤。

(3)定期复查:定期门诊复查,了解病情变化及用药情况,及时调整用药剂量及用药方案。

第三节　老年营养代谢与排泄疾病

一、老年胃食管反流病患者的护理

胃食管反流病(gastroesophageal reflux disease,GERD)是指过多胃、十二指肠内容物反流入食管引起的疾病,常有胃灼热(烧心)、反酸等症状,并可导致食管炎和咽、喉、气道等食管以外的组织损害。

胃食管反流病是由多种因素造成的消化道动力障碍性疾病,发病与抗反流防御机制减退和酸性反流物对食管黏膜的侵袭作用有关。治疗措施包括改变生活方式和饮食习惯;应用胃肠动力促进剂、制酸剂等;必要时行胃底折叠术。

(一)护理评估

1.健康史

了解是否有导致老年胃食管反流病的病因或诱因,如食用高脂肪食物、巧克力、吸烟、饮酒等;是否有增加腹腔内压力的因素如妊娠、大量腹水、呕吐、负重劳动、便秘等因素;是否有导致胃排空延迟、胃扩张的因素;是否有服用胆囊收缩素等激素的病史。

2.身体状况

GERD 临床表现多样,轻重不一,多数患者呈慢性复发过程。

(1)症状与体征:最常见的症状是胃灼热和反酸。胃灼热常在餐后 1 h 左右出现,尤其在饱餐后。平卧、弯腰俯拾姿势或用力屏气时加重,常于熟睡时扰醒。可出现吞咽疼痛,多在摄入酸性或过烫食物时发生。部分患者有间歇性吞咽困难,少部分患者发生食管狭窄时呈持续性吞咽困难,且进行性加重,进食干食时尤为明显。常有胸骨后的烧灼感、疼痛或剧烈刺痛,可向剑突下、肩胛区、颈部、耳部及臂部放射,酷似心绞痛。有的患者表现为咽部不适有堵塞感,但无真正的吞咽困难,称为“癔球症”。可并发慢性咽炎、声带炎、哮喘发作或吸入性肺炎。

(2)并发症:①上消化道出血。因食管黏膜炎症、糜烂或溃疡引起,可伴发轻度缺铁性贫血。②食管狭窄。长期反复发作可导致食管炎,甚至形成食管狭窄。③巴雷特(Barrett)食管。在食管黏膜修复过程中,鳞状上皮细胞被柱状上皮细胞取代称之为 Barrett 食管,发生消化性溃疡,又称 Barrett 溃疡,是食管腺癌的主要癌前病变。

3.心理、社会状况

胃食管反流病患者病程长、反复发作容易出现并发症,易使患者产生焦虑、急躁情绪、紧张甚至恐惧等心理变化。

4.辅助检查

常用辅助检查包括内镜与活组织检查、24 h 食管 pH 测定、食管吞钡 X 线检查等。内镜检查是诊断胃食管反流病最准确的方法。

（二）常见护理诊断、问题

（1）慢性疼痛：与胃食管反流病致食管炎有关。

（2）知识缺乏：缺乏胃食管反流病的相关病因及预防保健知识。

（3）潜在并发症：上消化道出血、Barrett 食管等。

（三）护理措施

1.一般护理

抬高床头 15～20 cm 可减少胃内容物反流，增强食管的清除力，加快胃的排空；应避免腹腔内压力升高，如减轻肥胖、缓解便秘、避免紧束腰带等。为减轻反流，睡前不宜进食，白天进餐后也不宜立即卧床。避免高脂饮食，应少食多餐。避免烟、酒、浓茶、咖啡、巧克力等的刺激。

2.用药护理

（1）胃肠促动药：改善食管蠕动功能，促进胃排空，可减少胃内容物食管反流，常用西沙必利、多潘立酮及甲氧氯普胺（胃复安）等。

（2）H_2受体拮抗药：有较好的抑酸作用，可减少 24 h 胃酸分泌的 50%～70%，常用药物如西咪替丁、雷尼替丁、法莫替丁等，适于睡前服用，疗程 8～12 周。

（3）质子泵抑制剂：此类药物抑酸作用强大，对本病的疗效优于 H_2受体拮抗药或西沙必利，特别适用于症状重、有严重食管炎的患者。常用奥美拉唑、兰索拉唑、泮托拉唑等。

以上 3 类药物可联合应用，必要时延长疗程。

3.健康教育

介绍相关疾病知识，使患者能够有效配合医护人员的诊治过程。提醒患者改变生活方式，避免各种增加腹内压力的因素。指导患者控制饮食，少食多餐，餐后勿立即仰卧，以减少反流；减少咖啡、巧克力、酒及高脂食物的摄入；戒烟，防治便秘等。指导患者正确服用制酸药及胃肠动力药物，注意药物副作用。强调维持治疗的重要性，及时或定时复诊。

二、老年消化性溃疡患者的护理

消化性溃疡（peptic ulcer，PU）主要是指发生在胃和十二指肠黏膜的慢性溃疡，因其形成与胃酸和胃蛋白酶的自我消化作用有关，故称消化性溃疡。消化性溃疡一般分为胃溃疡和十二指肠溃疡，老年人以胃溃疡多见，约占 60%，十二指肠溃疡约占 35%，其余为复合性溃疡。

（一）护理评估

1.健康史

询问老年人此次发病的时间，发作时有无明显诱因，如饮食不当、受凉、精神刺激、劳累等；腹痛的部位、程度、性质、有无规律、与进食的关系、缓解因素等；有无食欲减退、反酸、恶心、呕吐，呕吐物的量和气味。了解首次发病的时间，病程经过。既往发作与本次发作是否相同。有无呕血和黑便史，检查及治疗情况。患者有无暴饮暴食、喜食过热或过凉及辛辣等刺激性食物的习惯，有无吸烟、酗酒等不良嗜好。有无长期服用阿司匹林等对消化道有刺激性的药物史，家中有无类似患者。

2.身体评估

观察患者有无痛苦表情、贫血面容，营养状况、生命体征有无变化；有无浅表淋巴结肿大；上腹是否有压痛，部位偏左还是偏右；有无蠕动波，有无腹肌紧张、反跳痛，肝浊音界是否存在；有无包块，肠鸣音是否正常。

3.实验室及其他检查

评估既往做过何种检查，结果如何。此次检查粪便隐血试验是否阳性。胃酸是否增多。X线钡餐检查是否有龛影，部位如何。胃镜检查病灶是否有出血，溃疡的部位、程度、性质等。

4.心理、社会状况

消化性溃疡病程长，常反复发作，易出现并发症，给老年人带来身心上的痛苦，因而患者易产生焦虑、恐惧等不良情绪。评估时应注意了解患者对本病的认识，有无焦虑、恐惧心理。此外，情绪波动和精神刺激也是溃疡复发和加重的常见原因，评估时应予充分注意。如果必须改变生活方式和饮食习惯，评估患者是否有信心建立新的生活方式。家庭成员能否提供有规律生活的条件及满足患者对饮食的要求。

（二）常见护理诊断、问题

（1）慢性疼痛，腹痛：与胃酸对溃疡面的刺激及病变区对刺激敏感、肌肉张力增高或痉挛有关。

（2）营养失调，低于机体需要量：与疼痛导致食物摄入减少及消化吸收不良有关。

（3）焦虑：与病情反复发作有关。

（4）知识缺乏：缺乏本病的有关知识。

（5）潜在并发症：上消化道出血、穿孔、幽门梗阻、癌变。

（三）护理措施

1.一般护理

生活要有规律。合理安排患者的休息与活动，保证充足的睡眠。避免精神过度紧张，保持良好的心态。

2.饮食护理

向患者说明足够营养的重要性，鼓励患者进食。饮食应富营养、易消化。以面食为主，因面食较软、含碱易消化，并能中和胃酸，不习惯面食者可用米粥代替。两餐间可饮适量牛奶，蛋白质适量。脂肪可延缓胃排空，故应低脂饮食。少量多餐，溃疡活动期每日可进餐4～5次，以后改为正常餐次饮食。定时进餐。避免辛辣食物及酒类、浓茶、咖啡等刺激性饮料。消化道出血不多者，可进温凉、清淡、无刺激性流质饮食，以牛奶、豆浆、米汤为宜。

3.腹痛护理

（1）腹痛者应卧床休息。

（2）向患者解释疼痛的原因，消除患者的紧张心理，帮助患者去除诱发或加重疼痛的因素。如对服用非甾体类药物的患者，嘱其停药。对有烟、酒嗜好者，劝其戒除。突然戒绝烟酒可引起焦虑、烦躁，故应帮助患者制订切实可行的戒烟酒计划。

（3）了解上腹痛的节律及缓解因素，按其特点指导缓解方法。如十二指肠溃疡常有空腹痛或夜间痛，可让患者准备含碱食物，如苏打饼干、蛋糕，在疼痛时食用，亦可用热敷或针灸止痛，遵医嘱给予制酸剂。

4.并发症护理

注意观察患者腹痛的部位、性质、生命体征等，以及时发现消化性溃疡的并发症。

(1)询问有无诱发溃疡出血的因素,如饮酒、劳累、服用非甾体消炎药及糖皮质激素等。注意有无头晕、恶心、呕血、黑便等消化道出血的表现。一旦发现,应立即报告医生,安置患者平卧位,建立静脉通路做输液、输血的准备。呕血后立即清除血迹和呕吐物,以免引起患者恐惧。严密观察病情变化,迅速执行医嘱。

(2)有无溃疡穿孔的诱因(同出血)。如患者突发上腹痛,应立即报告医生。如为急性穿孔,嘱患者立即卧床、禁食,并放置胃管进行胃肠减压,做好手术前的准备。

(3)如有上腹饱胀,呕吐大量酸性宿食等幽门梗阻表现,轻者可进流质饮食,重者需禁食,并做手术前的准备。

(4)提高警惕,及早发现癌变。

5.用药护理

遵医嘱给予药物,嘱患者定时服药,坚持疗程,不可过早停药,注意观察药物不良反应。

(1)中和胃酸药:饭后 1 h 或睡前服用。片剂宜嚼碎,乳剂宜摇匀,以提高中和胃酸的效果。如需要服用其他药物时应在服用抗酸药 1～2 h 后再用为宜。氢氧化铝可引起便秘。为防止便秘可与氧化镁交替服用。肾功能不良者禁用或慎用。氢氧化铝凝胶阻碍磷的吸收,长期服用应警惕骨质疏松。

(2)抑制胃酸分泌药:组胺 H_2受体拮抗剂餐前服用,睡前可加服一次。药物不良反应有乏力、腹泻、粒细胞减少、皮疹等。肝肾功能不良者应减少剂量。长期大量服药者,不可突然停药,以防反跳。治疗期间应隔周检查白细胞计数和肝肾功能。应注意与其他药物互相干扰,如法莫替丁与硝苯地平合用时能影响心肌收缩力。奥美拉唑可引起头晕,特别是在用药初期,应注意。

(3)抗菌药物:阿莫西林使用前应做过敏试验。甲硝唑可引起恶心、呕吐等胃肠道反应。

(4)硫糖铝饭前 1 h 及睡前服。可有口干、便秘、皮疹等不良反应。

6.心理护理

消化性溃疡的发生与精神神经因素关系密切。长期处于应激状态可增强胃黏膜损害因素,减弱保护因素。情绪波动和精神刺激是溃疡复发和加重的常见原因,因此对患者进行心理护理十分重要。护士要经常与患者接触,给患者以心理支持。告诉患者本病是可以治愈的,增强其对治疗的信心。教会患者放松技巧,保持乐观情绪,以消除焦虑,减轻症状,预防复发。

7.健康指导

(1)向患者及其家属讲解有关消化性溃疡的知识,避免复发与加重的诱因。

(2)合理安排休息与活动,保证足够睡眠,生活要有规律。教育患者要心胸宽阔,正确对待人和事。精神要愉快放松,避免过度紧张。

(3)指导老年人合理饮食,避免摄入过冷、过热、粗糙及刺激性食物,戒烟酒。

(4)慎用或不用致溃疡药物,如阿司匹林、泼尼松等。

(5)嘱患者按医嘱服药,指导正确服药方法,学会观察药物疗效和不良反应。不随便停药,坚持长期、全面治疗,以减少复发,尤其在季节转换时更应注意。

(6)嘱患者定期复诊。怀疑有并发症时,应立即就医。

三、老年糖尿病患者的护理

糖尿病(diabetes mellitus,DM)是一组代谢内分泌病。老年糖尿病是指 60 岁以上的老年人胰岛素分泌不足或胰岛素作用障碍,引起血糖升高,血脂高,蛋白质、水与电解质等代谢紊乱。老年糖尿病多数是 2 型糖尿病,其患病率随年龄增加而升高,我国老年人 DM 的患病率约为 16%。

(一)护理评估

1.健康史

详细询问其家族史、生活及工作环境、饮食习惯;询问其发现糖尿病的时间、诊治过程及效果等。

2.身体状况

老年人糖尿病的临床特点表现为:①起病隐匿,且症状不典型,仅有 1/5～1/4 老年患者有多饮、多尿、多食及体重减轻的症状,多数患者因查体或其他原因就诊时发现。②并发症多,常并发各种感染,且感染可为首发症状。老年糖尿病患者更易发生高渗性非酮症糖尿病昏迷和酮症酸中毒,急性感染是酮症酸中毒的常见诱因。老年糖尿病患者还易并发或合并各种大血管或微血管疾病,如高血压、冠心病、脑卒中、糖尿病肾病、糖尿病性视网膜病变等。老年糖尿病患者易发生糖尿病足。③多种老年病并存,如并发心脑血管病、缺血性肾病、白内障等。④自身保健能力及治疗依从性差,可使血糖控制不良或用药不当,引起低血糖的发生。

3.心理、社会状况

老年糖尿病患者并发症多,长期治疗又加重个人、家庭、社会的经济负担,患者常出现无助、沮丧、恐惧的心理反应。

4.辅助检查

监测血糖和尿糖,以及时调整治疗护理方案。

(二)常见护理诊断、问题

(1)营养失调,低于机体需要量或高于机体需要量:与代谢紊乱、摄入与消耗不平衡有关。

(2)有感染的危险:与代谢紊乱、机体抵抗力下降、微循环障碍等有关。

(3)焦虑:与病情反复、长期治疗加重经济负担有关。

(4)知识缺乏:缺乏有关用药及自我保健知识。

(5)潜在并发症:冠心病、脑卒中、糖尿病肾病、糖尿病视网膜病变、糖尿病足等。

(三)护理措施

1.一般护理

患者应坚持适当运动,餐后 1～1.5 h 活动是降低血糖的最佳时间,餐后散步 20～30 min 可有效控制血糖。注意个人卫生,防止外阴与尿路感染,发现有感染征象时要及时处理。为了预防糖尿病足的发生,宜穿宽松、干燥、清洁的鞋袜,勤检查双足,洗脚水温度适宜,慎用热水袋或电热毯取暖。

2.病情观察

胰岛素治疗时注意低血糖与低血钾的发生;观察尿糖与酮体变化,准确记录出入量。老年糖尿病患者发生酮症酸中毒治疗时，输液速度不宜太快，防止诱发心力衰竭。

3.饮食护理

自觉执行糖尿病饮食，给予低糖、低脂、高维生素、富含蛋白质和纤维素的饮食。老年人的饮食应按每天四餐或五餐分配，对预防低血糖反应十分有效。

4.用药护理

遵医嘱使用降糖药，观察药物疗效及不良反应，提高老年患者用药的依从性。老年糖尿病患者服用药物应尽量避免肾损害，加用胰岛素时，应从小剂量开始逐步增加。空腹血糖宜控制在 9.0 mmol/L 以下，餐后 2 h 血糖在 12.2 mmol/L 以下即可。

5.心理护理

老年糖尿病患者常存在焦虑心理，指导老年人保持稳定的情绪，积极配合治疗、护理。

6.健康指导

糖尿病作为一种慢性病，并发症多，增强老年人的自护能力是提高生活质量的关键。教会老年人及家属正确使用血糖仪并强调定期监测血糖的重要性；并应强调饮食、运动、控制血糖、定期复查的重要性。

四、老年尿路感染患者的护理

尿路感染(urinary tract infection，UTI)是指致病菌侵入泌尿系统引起的炎症。本病是老年人常见的疾病，在老年人感染性疾病中仅次于呼吸道感染而居第二位。70 岁以前尿路感染的发生率女性高于男性，70 岁以后男性、女性则无明显差别。尿路感染分为上尿路感染和下尿路感染，前者主要是肾盂肾炎，后者包括膀胱炎和尿道炎。

(一)护理评估

1.健康史

评估老年人有无乏力、下腹不适、腰骶部酸痛、食欲下降、夜尿、尿失禁等症状，以及上述症状的持续时间及其程度。了解老年人有无尿路感染史、尿路梗阻性等疾病，有无长期卧床、尿失禁、营养不良等情况，有无留置导尿管等侵入性操作的病史。

2.身体状况

测量体温，观察尿液颜色、量、次数、气味等。有无腰酸腰痛、肾区有无叩击痛等。

3.实验室及其他检查

评估尿液颜色、透明度是否异常，有无尿中白细胞及管型等；尿细菌定量培养结果情况。

4.心理、社会状况

评估老年人有无焦虑、紧张等情绪，家庭成员对老年人的关心程度。评估老年人患病后有无“害羞”心理，出现不适是否愿意接受泌尿生殖系统检查及治疗。

(二)常见护理诊断、问题

(1)舒适的改变：与尿路炎症刺激有关。

(2)焦虑：与反复发作尿路感染有关。

(3)体温过高：与细菌感染有关。

(三)护理措施

1.一般护理

(1)饮食护理:急性期患者应卧床休息,进食营养丰富、清淡易消化饮食。鼓励患者多饮水,使尿量每日保持在 2 500 mL 以上,以冲洗尿路,减轻膀胱刺激征。

(2)生活护理:协助患者保持皮肤、口腔、会阴部、肛周清洁,勤换内衣,保持床单被套清洁、平整。避免不必要的器械检查和损伤。

2.对症护理

对寒战高热者,应定时测量体温并做记录,必要时予以物理降温或药物降温,注意皮肤出汗,及时擦干;对肾区明显疼痛的患者叮嘱不要弯腰、站立或坐直,以减少对肾包膜的牵拉力,也可以进行热敷、局部按摩等减轻疼痛。

3.用药护理

注意观察药物的副作用。急性肾盂肾炎应在症状消失、尿液检查正常后继续用药 3～5 天,然后停药观察。在停药后 1 周、2 周、6 周作尿细菌培养,如均为阴性,可认为治愈。切忌停药过早或停药后不观察,以免病情迁延转成慢性肾盂肾炎。

4.清洁中段尿培养护理

向患者解释清洁中段尿培养检查的意义和方法。采集尿培养标本时应使用灭菌容器,充分清洗外阴,消毒尿道口,避免阴道分泌物、血液、粪便污染标本。应在使用抗生素 5 天之前或停用抗生素 5 天之后留取尿液,应严格无菌操作,以确保培养结果的准确性。一般取清晨新鲜中段尿液(尿液在膀胱中停留 6～8 h,使细菌有足够繁殖时间),取标本后在 1 h 内培养或冷藏保存。培养结果阳性时,应做药敏试验以指导抗菌药的选用。

5.心理护理

告诉患者急性尿路感染大部分预后较好,消除其紧张焦虑情绪。向患者讲解该病的病因与诱因,解释各种检查的意义和方法,协助做好清洁中段尿培养标本采集和送检。

6.健康指导

(1)教育老年人平时注意饮食营养,加强锻炼,避免过度劳累,以增强机体抵抗力。

(2)注意局部清洁卫生,每晚用清水或 0.1%高锰酸钾液清洁外阴及肛周皮肤,女性患者不要坐浴,勤换内裤,保持会阴部清洁卫生,增强局部抵抗力。

(3)每天多饮水、勤排尿、不憋尿是最简单最有效的预防尿路感染的措施。

(4)避免尿路不必要的尿道损伤,及时治疗局部炎症,如女性阴道炎、男性前列腺炎。

(5)遵医嘱服用抗菌药物,预防复发。

五、前列腺增生患者的护理

前列腺增生是老年男性的常见病。一般男性 40 岁以后均有不同程度的前列腺增生,常于 50 岁以后出现症状,60 岁以上发病率超过 50%,80 岁时可达 83%以上。临床以尿频、排尿困难为主要特征。

前列腺增生发病原因尚不十分清楚,目前认为与下列因素有关:①性激素平衡失调。②不良饮食习惯如长期饮酒、饮咖啡、喝浓茶及喜食辛辣等刺激性食物及高脂肪、高胆固醇食物等。③过度的性生活可导致前列腺组织长期处于充血状态,40 岁以后前列腺逐渐增生。④尿道炎、睾丸炎等慢性炎症形成的有害物质和病菌长期刺激前列腺可引起增生。⑤其他因素,如劳累、便秘、局部受凉、久坐及活动减少可诱发或加重前列腺增生。

无症状的前列腺增生患者不需要治疗。梗阻症状重者可选择理疗(射频和微波治疗)、药物或手术治疗。

（一）护理评估

1.健康史

详细询问有无尿频、夜尿增多、进行性排尿困难等表现,诊治经过及用药效果;询问有无反复发作的下尿路感染、膀胱结石、肾功能不全等病史;询问有无便秘、饮酒、寒冷、劳累、憋尿等诱发急性尿潴留的病史;询问是否合并高血压、冠心病、肺气肿等疾病。

2.身体状况

(1)尿频:前列腺增生患者最早、最常见的症状。主要因为前列腺充血刺激,残余尿量增加,膀胱有效容量减少所致。随着尿路梗阻加重,残余尿量增加,尿频症状也逐渐加重。

(2)进行性排尿困难:前列腺增生最主要的症状。轻度梗阻时,排尿起始延迟、断续、排尿时间延长;若梗阻加重,可出现排尿费力、尿流射程短、尿流细长、分叉、断续或滴沥;长期排尿困难可诱发腹股沟疝、脱肛等。

(3)尿潴留:随着梗阻程度的加重,可发生尿潴留。膀胱过度充盈,还会使少量尿液从尿道口溢出,出现充溢性尿失禁。便秘、饮酒、寒冷、劳累、憋尿、气候变化、久坐等情况都可诱发急性尿潴留。

(4)血尿:伴有结石发生或膀胱颈黏膜充血时可有血尿发生。

(5)通过直肠指诊可触及增大的前列腺。

3.心理、社会状况

长期排尿困难或反复出现尿潴留,影响老年人休息及日常生活,严重时影响社交活动,加重老年人精神负担。应评估老年人有无紧张、焦虑情绪,家庭对老年人的关心程度等。拟手术治疗的老年人,易产生恐惧,评估时应予注意。

4.辅助检查

(1)B 超检查:可以直接测量前列腺大小,还可测量膀胱残余尿量,经直肠超声扫描更为精确。

(2)其他:必要时可选择尿流率检查、血清前列腺特异抗原(PSA)测定、尿道膀胱镜检查。

（二）常见护理诊断、问题

(1)排尿障碍,排尿困难:与前列腺增生引起尿路梗阻有关。

(2)睡眠形态紊乱:与尿频有关。

(3)有感染的危险:与尿潴留有关。

(4)焦虑:与排尿困难或尿潴留影响睡眠以及担心手术风险及预后有关。

（三）护理措施

1.一般护理

(1)饮食护理:给予易消化的高蛋白、高维生素、高纤维素、低脂肪饮食。避免短时间内大量饮水，防止膀胱急剧扩张。避免喝酒或有利尿作用的饮料，以免引起尿潴留。

(2)生活护理：指导老年人养成良好的生活习惯，生活起居有规律。夜间尿频时可在床旁放便器或床尽量靠近洗手间，叮嘱老年人不要憋尿。

2.对症护理

如发生急性尿潴留，应给予临时或留置导尿术，必要时可行耻骨上膀胱造口术；控制感染、预防发生肾功能损害。在留置导尿或耻骨上膀胱造口引流期间，要保持引流通畅，为预防感染应每天冲洗膀胱 2 次。

3.手术治疗的护理

(1)术前护理：向患者介绍手术治疗的目的和方法、手术前后的注意事项，消除患者的恐惧心理。做好术前常规准备。

(2)术后护理：密切观察患者病情变化，遵医嘱定时冲洗膀胱。术后腹胀消失、肛门排气后给予半流质饮食，嘱患者多饮水，增加尿量可以起到冲洗膀胱的作用。

4.用药护理

(1)α 受体阻断药：该类药物可使膀胱颈及前列腺平滑肌松弛，解除尿路梗阻，起效快，但副作用多，主要有头痛、心悸、鼻塞和直立性低血压等。初始用药或合用降压药时应注意观察血压变化，变动体位要慢，防止低血压晕厥的发生。

(2)激素相关类药物：以 5α-还原酶抑制剂(非那雄胺)最为常用，可控制前列腺增生，改善临床症状。此类药物起效较慢，停药后前列腺恢复增生，因此需终身服药，需说服、鼓励老年人坚持服药。

5.心理护理

向患者及家属介绍前列腺增生的病因、发病与特征，嘱家属多关心、体贴和安慰患者。给予耐心解释，配合治疗护理，树立克服疾病的信心。

6.健康指导

指导患者保持乐观的情绪，养成良好的生活习惯。饮食以清淡为主，避免辛辣刺激食物，忌烟酒。睡眠要充足，保持大便通畅。注意保暖，避免受凉和劳累。避免久坐不动，性生活要适度，以防引起急性尿潴留。按时服药，强调定期复诊的必要性和重要性。

第四节　老年休息与活动疾病

一、老年骨质疏松症和老年骨折患者的护理

骨质疏松症是以全身性的骨量降低，骨组织的细微结构破坏(骨小梁变细、皮质变薄)为特征导致骨脆性增加，易发生骨折的代谢性骨病。本病各年龄均可发生，多见于 60 岁以上的老年人。据统计，我国老年骨质疏松症患者约 9 000 万人，老年骨质疏松的发病率约为 24%，65 岁以上发病率明显增高，可达 80%，而且女性发病率为男性的 2 倍以上。

骨质疏松症可分为原发性和继发性2类。原发性骨质疏松又可分为Ⅰ型和Ⅱ型，Ⅰ型即绝经后骨质疏松，Ⅱ型即老年性骨质疏松，占总发病数的85%。继发性骨质疏松病因明确，主要由内分泌代谢疾病或全身性疾病所致，占总发病数的10%～15%。

(一)护理评估

1.健康史

询问与骨质疏松症有关的病因如老年人日常饮食结构，运动及体力活动情况，有无骨折，有无腰痛及疼痛的性质，既往有无长期服用某些药物的情况以及女性绝经的时间。

2.身体状况

(1)骨痛和肌无力：最常见的症状为腰背、四肢疼痛或全身骨痛、肌无力，通常为弥漫性，无固定部位，劳累或活动后加重，不能负重或负重能力下降。由安静状态下起身活动时出现，大幅度伸展肢体时各关节疼痛加重；少数人于夜间发生突然剧痛，清晨起床活动时疼痛加重；腰椎压缩性骨折可引起腰背部急性疼痛。

(2)身长缩短、畸形：可因椎体骨密度降低导致骨质疏松，导致椎体压缩变形，椎体缩短，严重者可发生驼背。

(3)骨折：老年骨质疏松症的主要并发症，常因日常活动或创伤诱发。骨折的部位多见于股骨颈骨折、桡骨下端骨折及胸、腰椎椎体骨折。

3.心理、社会状况

骨质疏松、骨折致骨痛常给患者带来精神压力，加之治疗周期长，易使患者产生焦虑、悲观失望等心理问题。骨质疏松造成的形体改变，会进一步加重老年人的心理负担，挫伤老年人的自尊心，患者会因外形的改变、身体活动不便而拒绝参加社交活动。

4.辅助检查

(1)生化检查。①骨钙素(BGP)：骨更新的敏感指标，可有轻度升高。②尿羟赖氨酸糖苷(HOLG)：骨吸收的敏感指标，可升高。③血清镁、尿镁均有所下降。④钙、磷测定。

(2)X线检查：表现为骨皮质变薄，骨小梁减少变细，骨密度减低、透明度加大等，晚期可出现骨变形及骨折征象。

(3)骨密度检查：采用单光子骨密度吸收仪(SPA)、双能X线吸收仪(DEXA)、定量CT检查，骨密度低于同性别峰值骨量的2.5 SD以上可诊断为骨质疏松。

(二)常见护理诊断、问题

(1)慢性疼痛：与骨质疏松、骨折及肌肉疲劳、痉挛有关。

(2)躯体活动障碍：与骨折、骨痛引起的活动受限有关。

(3)情境性自尊低下：与椎体骨折引起的身长缩短或驼背有关。

(4)营养失调：与钙的摄入不足、激素水平改变、不良饮食习惯等有关。

(5)知识缺乏：缺乏骨质疏松症的有关知识。

(6)潜在并发症：骨折，与骨质疏松有关。

(三)护理措施

1.观察病情

(1)骨、关节疼痛的部位、性质、持续时间及疼痛是否放射，疼痛与活动的关系，疼痛加重的诱因及缓解的方法等。

(2)关节活动受限的程度、与运动和体位的关系、对日常生活的影响、是否使用助步器等。

(3)有无知觉改变,如感觉过敏、感觉减退或消失等。

2.一般护理

在医护人员指导下适量活动。对有活动能力的患者,适当运动以增加和保持骨量,如散步有助于保持骨骼强壮,增强活动灵活性,并可减少跌倒的机会。颈、腰椎退行性变的患者可酌情使用支架、颈托、腰围及其他骨科器械。对因疼痛而活动受限者,指导其维持关节功能位,每天进行关节的活动训练,同时进行肌肉的等长、等张收缩训练,以保持肌张力。对骨折固定或骨牵引的患者,每小时应适度活动数分钟。

3.对症护理

(1)疼痛的护理:为减轻或缓解疼痛应增加卧床休息时间,可使腰部软组织和脊柱周围肌群得到松弛,显著减轻疼痛。使用加薄垫的木板床或硬棕床垫,仰卧时头部不可过高,在腰下垫一薄枕。必要时可使用背架、紧身衣等限制脊柱的活动。热水浴、按摩、擦背等有助于肌肉放松。疼痛严重者可遵医嘱使用镇痛药、肌肉松弛剂等药物,骨折者应通过牵引或手术方法缓解疼痛。

(2)并发症的护理:为预防并发症的发生,日常生活中尽量避免弯腰、负重等行为;生活环境应有安全防护设施,防止跌倒和损伤;采取防滑措施,以防意外摔倒。已发生骨折的老年人,进行被动和主动的关节训练活动,定期检查防止并发症的出现。

4.用药护理

(1)钙制剂:如葡萄糖酸钙、碳酸钙等,服用钙制剂避免与绿叶蔬菜一起服用,防止减少钙的吸收;同时增加饮水量,以减少泌尿系统结石,防止发生便秘。

(2)钙调节剂:主要有降钙素、维生素 D 和雌激素等,服用降钙素时要观察有无低血钙和甲状旁腺功能亢进的表现,服用维生素 D 的过程中要监测血清钙和肌酐的变化。

(3)双膦酸盐:包括依替膦酸二钠、帕米膦酸二钠、阿仑磷酸钠等,此类药物因食物能影响其吸收,降低疗效,应晨起空腹服用,同时饮水 200～300 mL,至少 30 min 内不能进食或喝饮料。静脉注射时要注意血栓性疾病的发生,同时应监测血钙、磷和骨吸收等生化指标。

5.饮食护理

调整饮食结构,鼓励老年人多摄入含钙和维生素 D 丰富的食物。老年人每天钙的摄入量不少于 800～1 000 mg,维生素 D 摄入量不少于 400 U。含钙高的食物有鲜牛奶、乳制品、豆制品、鱼类、海产品、深绿色蔬菜、坚果等。富含维生素 D 的食物有禽类、蛋类、动物肝脏、鱼肝油等。此外应注意戒烟限酒,少喝咖啡。

6.心理护理

老年人常有不服老或不愿麻烦他人的心理,要鼓励老年人表达内心的感受,明确老年人焦虑的原因。强调老年人在阅历、学识或人格方面的个人优势,增强自信心。

7.健康指导

(1)基本常识指导:提供老年人保健有关的书籍、图片和影像资料,宣讲骨质疏松发生的原因、表现、辅助检查结果及治疗方法。

(2)安全指导:加强保护意识,采取防跌倒措施。

(3)指导患者正确服药:老年人服用可咀嚼的片状钙剂时,应选择在饭前 1 h 及临睡前服用,钙剂应与维生素 D 制剂同时服用。

(4)饮食指导:尤其要指导老年人多摄入含钙及维生素 D 丰富的食物,戒烟限酒,少喝咖啡。

(5)心理疏导:鼓励老年人自我调节,保持良好的心态,树立战胜疾病的信心。

二、老年退行性骨关节病患者的护理

老年退行性骨关节病又称骨性关节炎、退行性关节炎、骨关节病等,是由于关节软骨发生退行性变,引起关节软骨完整性破坏以及关节边缘软骨下骨板病变,继而导致关节症状和体征的一组慢性退行性关节疾病。

此病好发于髋、膝、脊椎等负重较大的关节以及肩、指间关节等,高龄男性髋关节受累多于女性,手部骨性关节病则以女性多见。退行性骨关节病的病理改变表现为透明软骨软化退变、糜烂,骨端暴露,并继发滑膜、关节囊、肌肉的变化。

临床上将老年退行性骨关节病分为原发性和继发性两类。

(1)原发性病变:①易感因素。遗传因素、生理性老化、肥胖、性激素、吸烟等。②机械因素。长期不良姿势导致的关节形态异常、长期从事反复使用关节的职业或剧烈的文体活动对关节的磨损等。

(2)继发性病变:关节先天性畸形、关节创伤、关节面的后天性不平衡及其他疾病等。

(一)护理评估

1.健康史

详细询问有无关节不适及关节活动障碍;是否存在长期不良姿势、长期从事反复使用关节的职业或剧烈的文体活动等损害关节的病理因素;有无先天性畸形、关节脱位、扭伤史;关节疼痛的原因、诱因、性质、持续时间以及与气候的关系。

2.身体状况

(1)关节疼痛:本病的典型症状。早期表现为关节酸痛,多于活动或劳累后出现,休息后可减轻或缓解。随着病情进展,疼痛程度加重,表现为钝痛或刺痛,关节活动可因疼痛而受限,严重者休息时也可出现疼痛。其中髋关节病变疼痛常自腹股沟传导至膝关节前内侧、臀部及股骨大转子处,也可向大腿后外侧放射。膝关节病变在上下楼梯时疼痛明显,久坐或下蹲后突然起身疼痛更为明显。

(2)关节僵硬:在久坐或清晨起床后关节有僵硬感,不能立即活动,要经过一段时间后才感到舒服。这种僵硬和类风湿关节炎不同,时间较短暂,一般不超过 30 min。疾病晚期,关节活动受限将是永久的。

(3)关节内卡压现象:当关节内有小的游离骨片时,可引起关节内卡压现象。表现为关节疼痛、活动时有响声和不能屈伸。膝关节卡压易使老年人摔倒。

(4)关节肿胀、畸形:膝关节因局部骨性肥大或渗出性滑膜炎而引起肿胀,严重者可见关节畸形、半脱位等。手关节可因指间关节背面内、外侧骨样肿大结节而引起畸形,部分患者可有手指屈曲或侧偏畸形,第一腕掌关节可因骨质增生出现“方形手”(金形手)。

(5)关节活动受限:各关节可因骨赘、软骨病变、关节周围肌肉痉挛及关节破坏而导致活动受限。颈椎骨性关节炎脊髓受压时，可引起肢体活动无力和麻痹，椎动脉受压可致眩晕、耳鸣以至复视、构音或吞咽障碍，严重者可发生定位能力丧失突然跌倒。腰椎骨性关节炎腰椎管狭窄时，可引起下肢间歇性跛行，严重者可出现大小便失禁。

3.心理、社会状况

老年骨性关节炎因反复或持续的关节疼痛使老年人日常及社交活动减少；疾病的迁延不愈使老年人对治疗失去信心，产生消极、悲观情绪；功能障碍给老年人带来精神上的压力，老年人的无用感加重，产生自卑心理。

4.辅助检查

本病无特异性的实验室指标，影像学检查具有特征性改变。

(1)X 线检查：典型表现为受累关节间隙狭窄，关节面不规则或变形，软骨下骨质硬化及囊性变，关节边缘骨质增生，关节内可有游离骨片出现。严重者关节面萎缩、变形或半脱位。

(2)CT 检查：用于椎间盘病的检查，效果明显优于普通 X 线检查。

(3)MRI 检查：能发现早期的软骨病变，且能观察到半月板、韧带等关节结构的异常。

(二)常见护理诊断、问题

(1)疼痛、关节痛：与关节退行性变引起的关节软骨破坏及骨板病变有关。

(2)躯体活动障碍：与关节疼痛、畸形或脊髓压迫所引起的关节或肢体活动困难有关。

(3)活动无耐力：与关节疼痛、活动受限有关。

(4)有自理能力缺陷的危险：与疾病引起的活动障碍有关。

(三)护理措施

1.一般护理

老年患者宜动静结合，急性发作期限制关节的活动，一般情况下应以非负重活动为主，规律而适宜的运动可有效预防和减轻病变关节的功能障碍。游泳、做操、打太极拳等能增加关节活动的灵活性。饮食上应避免高脂、高糖食品的摄入。

2.对症护理

为减轻或缓解疼痛，减轻关节的负重和适当休息是缓解疼痛的重要措施，可使用手杖、拐等助行器站立或行走。疼痛严重者，卧床牵引限制关节活动。膝关节骨性关节病的老年人除适当休息外，上下楼梯、站立时，借助扶手支撑的方法减轻关节软骨承受的压力，膝关节积液严重时，应卧床休息。另外，局部理疗与按摩有一定的镇痛作用。

3.功能锻炼

主动和被动的关节功能锻炼可以保持病变关节的活动能力，防止粘连和关节活动障碍。不同关节的锻炼根据其功能有所不同。

(1)髋关节训练：训练早期应做踝部和足部的活动，鼓励患者尽可能做股四头肌的收缩，除去牵引或外固定后，床上训练髋关节的活动，进而扶拐下地活动。

(2)膝关节训练：早期训练以股四头肌的伸缩活动为主，解除外固定后，再进行伸屈及旋转活动。

(3)肩关节训练：主要练习外展、前屈、内旋活动。

(4)手关节训练：主要锻炼腕关节的背伸、掌屈、桡偏屈、尺偏屈。为增强患者自理能力，可根据其自身条件及受限程度，运用辅助器具保证或提高老年人的自理能力。

4.用药护理

(1)非甾体消炎药：建议使用双氯芬酸、舒磷酸硫化物等镇痛药，此类药物副作用小，且对软骨代谢和蛋白聚合糖合成具有促进作用。尽量避免使用阿司匹林、吲哚美辛等不良反应大，且对关节软骨有损害作用的药物。

(2)氨基葡萄糖：能修复损伤的软骨，减轻疼痛，常用药物有硫酸氨基葡萄糖、氨糖美辛片等。硫酸氨基葡萄糖适于餐中服用，氨糖美辛片饭后即服或临睡前服用效果较好。

(3)抗风湿药：通过关节内注射，利用其润滑和减震功能，对保护残存软骨有一定作用。用药期间应注意临床观察，注意 X 线复查和超声复查关节积液。

5.手术护理

对于症状严重、关节畸形明显的晚期骨关节病老年人，需进行人工关节置换术。髋关节置换术后患肢需皮牵引，应保持有效牵引，同时要保证老年人在牵引状态下的舒适和功能；膝关节置换术后患肢用石膏托固定，应做好石膏固定及患肢的护理。手术后患者，应定期门诊复查，关节置换术后 6 个月内应复查 1～2 次，以后每年复查一次。

6.心理护理

为老年人安排有利于交际的环境，增加其与外界环境互动的机会。主动提供一些能使老年人体会到成功的活动，并对其成就给予诚恳的鼓励和奖赏，增强老年人的自尊感和自信心。

7.健康教育

指导患者注意防潮保暖，防止关节受凉受寒。指导患者科学合理的活动与锻炼，减轻体重，保护关节。指导患者正确使用物理疗法，以缓解疼痛。指导患者正确用药，用明显的标记保证老年人定时、定量、准确服药，并告知药物可能有的副作用。在医生指导下，教会有颈腰椎退行性变的老人适当使用支架、颈托、腰围及其他骨科器械。

三、老年高血压患者的护理

老年高血压是指 60 岁以上老年人，在安静、未服用降压药情况下，血压持续或非同日 3 次以上血压测量，收缩压(SBP)≥140 mmHg 和(或)舒张压(DBP)≥90 mmHg。原发性高血压是老年人非常常见的心血管疾病之一。我国 60 岁以上高血压的患病率达 38.2%。心脑血管并发症高且严重，约 2/3 的心肌梗死患者、3/4 的脑血管疾病患者有原发性高血压病史。

目前老年人原发性高血压的发病原因尚不明确，可能与遗传、年龄、长期或反复较明显的精神紧张、焦虑、食盐摄入过量、胰岛素抵抗等因素相关，其他可能与吸烟、嗜酒、肥胖、低钾、低镁、低钙等因素有关。

老年高血压患者用药应个体化。对于顽固性高血压，常需联合用药。联合用药不仅可提高疗效、消除心血管危险因素和防治心血管并发症，且可减少降压药物的不良反应，提高用药的依从性。

(一)护理评估

1.健康史

询问是否有运动少、超重甚至肥胖、饮酒、高盐饮食等不良生活方式；详细了解高血压病史、药物治疗史及治疗效果等。

2.身体状况

老年高血压起病隐匿，进展缓慢，早期临床症状不明显，或无任何症状，多于查体时发现。老年高血压患病率高，单纯收缩期高血压多见，心、脑、肾等并发症多且严重，病死率较高。老年人的血压波动增大，收缩压1天内波动可达40 mmHg，舒张压波动可达20 mmHg，一年四季波动可达110 mmHg，表现为冬季较高、夏季较低。较大的血压波动性使老年人易发生直立性低血压，且恢复的时间较长。老年高血压常伴发糖尿病、缺血性心脏病、心功能不全、慢性肾病、脑血管病等，并发症的临床症状常掩盖高血压自身的症状体征。

3.心理、社会状况

老年高血压患者由于躯体症状的影响可出现不同程度的紧张、焦虑、抑郁等心理反应，尤其是治疗不当或效果不佳时，会使患者丧失信心，产生恐惧心理。

4.辅助检查

(1)血常规、尿常规、血糖、血脂、心电图、肾功能、胸部X线、头颅CT检查，有助于发现相关危险因素和靶器官受损情况。

(2)动态血压监测：依据24 h血压监测，判断血压升高程度及波动情况，指导降压治疗及评价降压药物疗效。

(3)眼底检查：有助于了解血压的严重程度。

(二)常见护理诊断、问题

(1)头晕、头痛：与血压升高有关。

(2)有受伤的危险：与高血压时眩晕、视物模糊或意识障碍、降压药引起低血压反应有关。

(3)焦虑：与血压不稳定或出现并发症有关。

(4)知识缺乏：缺乏高血压的相关治疗与保健知识。

(5)潜在并发症：心力衰竭、高血压危象、脑血管意外等。

(三)护理措施

1.一般护理

为老年人提供安全安静、舒适、温暖的环境。改变体位时，动作要缓慢，以防直立性低血压引起晕厥而发生意外。治疗护理应相对集中，尽量减少人员探视，避免患者出现劳累、精神紧张。提醒老年人注意休息，血压升高明显时要增加卧床休息时间，保证睡眠充足。适当活动，尽量选择有氧运动，以降压减肥，改善脏器功能。

2.病情观察

老年人血压波动较大，应严密监测血压变化，同时注意有无靶器官损伤的征象。一旦发现血压急剧升高、呕吐、烦躁不安、视物模糊、意识障碍及肢体运动障碍，立即报告医生并配合处理。

3.用药护理

药物治疗是老年高血压的主要治疗手段。老年人服用降压药物应从小剂量开始，逐渐增加剂量，预防血压骤降而产生心、脑、肾的供血不足。坚持长期用药，突然停药、过度劳累及情绪激动等情况下，可能出现高血压危象、高血压脑病等急症，从而威胁患者生命。当出现不良反应时应及时报告医生，调整用药，在应用降压药物过程中，注意防范直立性低血压。老年高血压患者选择药物治疗应遵循以下原则：根据高血压的严重程度、合并症的临床类型及心血管危险因素的种类选择药物等。

4.心理护理

老年高血压患者要保持心情舒畅和心态平和。避免情绪激动、过度紧张和焦虑。及时有效进行心理疏导，帮助其树立战胜疾病的信心。

5.健康指导

(1)向患者和家属宣传高血压的防治知识，强调长期治疗的重要性。

(2)指导患者调整饮食，坚持适当运动、减肥、戒烟限酒、防止便秘。

(3)合理安排工作和休息，避免过度劳累和剧烈运动，生活规律，保证充足的睡眠。

(4)遵循医嘱，坚持规范化治疗。

(5)告知患者药物的名称、剂量、用法与不良反应，强调规律用药的重要性。教会患者和家属正确测量血压的方法，按时测量血压并记录，监测血压的变化，定期门诊复查，血压升高或病情变化时及时就医。

四、老年冠心病患者的护理

冠状动脉粥样硬化性心脏病简称冠心病，是指冠状动脉粥样硬化使血管腔狭窄或阻塞，和(或)因冠状动脉功能性改变(痉挛)导致心肌缺血缺氧或坏死而引起的临床综合征。其患病率随年龄的增加而增多，除了年龄因素，老年冠心病的发生与高血压、糖尿病等因素有关，老年女性冠心病的增多还与雌激素水平下降有关。

1979 年，WHO 将冠心病分为 5 型，其中心绞痛型是最常见的类型，而老年急性心肌梗死(acute myocardial infarction，AMI)的发病率也较一般成人高，且高龄 AMI 的病死率较高。

老年冠心病患者的临床特点表现为：①病史长，病变多累及多支血管，常有陈旧性心肌梗死，且可伴有不同程度的心功能不全。②可表现为慢性稳定型心绞痛，也可以急性冠脉综合征(包含不稳定型心绞痛和 AMI)为首发症状。③常伴有高血压、糖尿病、阻塞性肺气肿等慢性疾病。④多存在器官功能退行性病变，如心脏瓣膜退行性变、心功能减退等。由于上述原因，老年冠心病患者发生急性冠脉综合征的危险性相对较大。以下重点介绍老年心绞痛和老年急性心肌梗死的护理。

(一)护理评估

1.健康史

询问有无劳累、激动、饱餐、受寒等；有无烟酒嗜好，缺乏体育锻炼、社交活动等危险因素；有无高血压、糖尿病、高脂血等病史。

2.身体状况

(1)老年心绞痛：疼痛诱因、部位、性质等多不典型。类型以不稳定型心绞痛居多。

(2)老年急性心肌梗死的特点：①老年 AMI 的胸痛表现不典型，尤其是伴有糖尿病的高龄老年人可无胸痛。②老年 AMI 患者各种并发症的发生率明显高于中青年。③老年 AMI 患者非 Q 波性心肌梗死(NQMI)较多，再梗死及梗死后心绞痛发生率高，且易发生心肌梗死扩展。

3.心理、社会状况

患者易产生孤独、自卑心理，若对家庭、社会的期望值较高，则更易产生失落感，病情的反复发作，会使患者产生焦虑、恐惧和抑郁的心理反应。

4.辅助检查

(1)心电图检查：老年 AMI 患者的心电图可仅有 ST-T 改变，而无病理性 Q 波。

(2)血清心肌坏死标记物及心肌酶测定：肌红蛋白在 AMI 后出现最早，但特异性不高，肌钙蛋白 I(cTnI)及肌钙蛋白 T(cTnT)会延迟出现，但特异性高。老年 AMI 患者心肌酶可显示出不同于中青年的特点：肌酸激酶同工酶(CK-MB)、天门冬酸氨基转移酶(AST)及乳酸脱氢酶(LDH)峰值延迟出现，CK 和 AST 峰值持续时间长，CK 峰值低。

(3)影像学检查：超声心动图可测定心室各壁的运动情况，评估心肌梗死的特异表现，为临床治疗和判断预后提供重要依据；X 线或冠状动脉造影可显示冠状动脉狭窄的部位、程度及范围，是诊断冠心病最可靠的方法；放射性核素检查可显示心肌梗死的部位、范围。

(二)常见护理诊断、问题

(1)急性疼痛：与心肌缺血、缺氧或坏死有关。

(2)活动无耐力：与心肌梗死、心排血量减少引起全身氧供需失调有关。

(3)恐惧：与胸痛产生的濒死感、担心预后有关。

(4)知识缺乏：缺乏控制诱发因素及预防性用药的相关知识。

(5)潜在并发症：急性心肌梗死、心律失常、心源性休克、心力衰竭。

(三)护理措施

1.老年心绞痛患者的护理

(1)发作期护理：老年人心绞痛频繁发作时要卧床休息。严密观察胸痛的特点及伴随症状，随时监测生命体征、心电图的变化，注意有无急性心肌梗死的可能。注意观察发作的诱因与表现，记录服药后缓解的时间。疼痛发作时嘱患者立即停止活动，坐下或半卧位休息，立即舌下含服硝酸甘油或硝酸异山梨酯片，缓解疼痛。稳定患者情绪，指导患者放松，缓解焦虑和恐惧。同时注意观察用药反应，必要时吸氧。

(2)缓解期护理：①遵医嘱用药。硝酸酯制剂、β受体阻断药、钙通道阻滞药、阿司匹林等。②合理饮食。选择低脂、低胆固醇，富含蛋白质、维生素 C 的食物，避免食用过多的动物性脂肪和高胆固醇食物，严禁暴饮暴食，戒烟酒。③生活规律。保持乐观、愉快情绪，避免过劳和情绪激动；劳逸结合，适当运动，如散步、慢跑、游泳、打太极拳等有氧运动，有助于促进侧支循环的建立；保证充足睡眠。

(3)用药护理：针对老年人的特点，口服硝酸甘油前应先用水湿润口腔，再将药物嚼碎置于舌下，使药物快速溶化生效。也可选用硝酸甘油喷雾剂。首次使用硝酸甘油时宜平卧，因老年人易出现减压反射导致血容量降低。伴有慢性阻塞性肺疾病、心衰或心脏传导病变的老年人对β受体阻断药很敏感，故应逐渐减量、停药。钙通道阻滞药可引起老年人低血压，应从小剂量开始使用。使用阿司匹林或肝素等药物时，注意观察有无出血。

(4)健康指导：指导患者了解心绞痛发作规律，去除各种诱因；有心绞痛发作史的老年人应随身携带并学会使用保健药盒(内有硝酸甘油、亚硝酸异戊酯、硝苯地平、地西泮)。说明不良情绪对疾病的影响，强调健康饮食、戒烟限酒的重要性。

2.老年急性心肌梗死患者的护理

(1)监护：安置患者于冠心病监护病房(CCU)，连续监测心电图、血压、呼吸 5～7 天，及时发现各种心律失常，同时注意有无尿量、意识等改变。

(2)休息：病室保持安静、舒适，限制探视，保证患者充足的休息和睡眠时间。第 1～3 天绝对卧床休息，日常活动均由他人协助进行。病情稳定后逐渐增加活动量可促进心脏侧支循环的建立和心功能的恢复。无并发症者发病后 2～3 天协助翻身，活动肢体，以防止发生坠积性肺炎、便秘与深静脉血栓形成。

(3)饮食护理：给予清淡，低钠、低脂、低胆固醇，富含维生素、纤维素，易消化的饮食，以少量多餐为宜，不宜过饱。

(4)预防便秘：保持大便通畅，避免用力排便，清晨空腹饮水一杯或起床前顺时针腹部按摩，同时做提肛运动 10～20 次。

(5)特殊护理：对老年 AMI 患者，应特别重视以下护理内容。①溶栓治疗及护理：脑出血是老年人溶栓治疗时最危险的并发症，对接受急性溶栓治疗的老年人，应密切观察有无头痛、意识改变及肢体活动障碍，注意血压及心率的变化，及时发现脑出血的征象。②急诊介入治疗护理：老年 AMI 患者介入治疗的并发症相对较多，应密切观察有无再发心前区痛，心电图有无变化，及时判断有无新的心肌缺血发生。③药物治疗及护理：血管紧张素转换酶抑制剂(ACEI)可有干咳、头晕、乏力、肾功能损害等副作用，故老年 AMI 患者应使用短作用制剂，从小剂量开始，几天内逐渐加至耐受剂量，且用药过程中要严密监测血压、血清钾浓度和肾功能。

(6)心理护理：急性期注意安慰患者，消除紧张、恐惧心理。耐心回答患者提出的问题，帮助其树立战胜疾病的信心。操作前应简要地将操作过程和不适感告知患者，以利其配合。指导患者放松技术、分散注意力，必要时遵医嘱给予镇静剂。进行各项抢救操作时沉着、冷静、正确、熟练，给患者以安全感。

参考文献

[1]包玉娥.实用临床护理操作与护理管理[M].上海:上海交通大学出版社,2023.

[2]蔡先莲.呼吸内科护理技术与实践[M].汕头:汕头大学出版社,2019.

[3]程东阳,潘彦彦.老年护理实训与学习指导[M].上海:同济大学出版社,2019.

[4]窦超.临床护理规范与护理管理[M].北京:科学技术文献出版社,2020.

[5]独书娟,赵蝴蝶,杨启明.老年护理实务[M].成都:西南交通大学出版社,2020.

[6]高桂琴.内科护理学[M].北京:人民卫生出版社,2021.

[7]高清源.内科护理[M].武汉:华中科技大学出版社,2018.

[8]龚兴媛.临床护理学基础与实践[M].长沙:中南大学出版社,2018.

[9]洪爱蓉,林峰.老年护理[M].重庆:重庆大学出版社,2021.

[10]呼海燕,赵娜,高雪,等.临床专科护理技术规范与护理管理[M].青岛:中国海洋大学出版社,2023.

[11]胡艺.内科护理学[M].北京:科学出版社,2018.

[12]黄俊蕾,赵娜,李丽沙.新编实用临床与护理[M].青岛:中国海洋大学出版社,2019.

[13]李彩红,黄蔚萍,王春秀.现代护理管理及实践探索[M].北京:北京工业大学出版社,2021.

[14]李久霞,陈玉波.基础护理技术[M].北京:人民卫生出版社,2020.

[15]刘俊荣,孙鸿燕.护理伦理学[M].北京:人民卫生出版社,2020.

[16]刘莹.现代内分泌疾病护理关键[M].天津:天津科学技术出版社,2018.

[17]吕广梅,卞龙艳.护理学导论[M].北京:人民卫生出版社,2020.

[18]马志华,狄树亭.呼吸疾病护理[M].武汉:华中科技大学出版社,2019.

[19]米光丽.护理管理学[M].北京:科学出版社,2021.

[20]孙珊珊,周金秋,解恒群,等.临床护理学与护理管理[M].上海:上海交通大学出版社,2023.